활투사암침법

활투사암침법

금오
김홍경

神農百草

서문

사암침舍岩針은 심침心針!
자유혼은 심의心醫!
동방등불 심법心法!

부득이 경락의 허실을 감별하고 유주를 따라 영수보사迎隨補瀉를
행하기도 하고, 원보방사圓補方瀉의 묘기妙技를 다툰다하나 경락의
허와 실을 감별할 수 있는 주인공은 허한 것인가? 실한 것인가?
세상은 질병을 원망하되 본래 있어서는 아니 될 것처럼 저주
를 해대지만 몸이 있은즉 늙고 병들어 죽는 생로병사生老病死는 그
누구도 피하지 못하는 법. 청춘을 오래 보존하고 건강의 몸으로
장수의 복을 누려 보아도 어차피 한 번 오는 죽음 앞에서야 그
누군들 숙연하지 않으리오. 다만 내게는 먼 일 같아 죽음을 회피

하려 하지만, 이것은 타조가 머리만 모래에 박고 숨었다고 생각함과 무엇이 다르겠는가?

사암침은 놓을 수 없는 데다 침을 놓아 자유혼의 심의心醫를 생산하는 묘법이니 이는 동방의 등불이요, 구세의 방편이다. 놓을 수 없는 데다 침을 놓는다는 것은 눈으로 보이지 않는 불가시의 세계를 교정함이니 범부가 요량하기 힘들리라.

게다가 침놓는 놈과 맞는 놈의 주인공은 설사 마음침이라 해도 건드릴 수 없는 신령한 물건이라. 이 소소영영한 물건이 사물에 용하여 방편을 내는 형편이지, 그 형편에 맞는 용침用針의 묘妙는 본심에 개합치 않는 이에게는 매우 힘들게 되리라.

본심에 색안경을 쓴 자는 색맹의 마음이니 본심에는 선입관의 색안경이 없다. 본심에 개칠하면 세상을 개칠한 눈으로 보게 되는데 이것은 학자들의 편견이 가지는 허물이다. 다만 말로써는 전달할 수 없는 기분을 간직해 나갈 수 있는 사람은 힘을 더해가서 결정코 본심을 깨달으리라. 말은 생각이요, 생각은 본심에서 일어난 구름이니, 구름으로 청정본심의 하늘을 요량할 수는 없으니까 말이다.

사암도인께서 '심칠정지부침審七情之浮沈' 즉 희로애락애오욕喜怒哀樂愛惡慾의 감정이 부침하는 모양을 살피라고 이른즉슨, 살피는 놈은 본심이요. 칠정七情은 생각이니 비록 칠정情慾처럼 진하지 않은 인식의 식정識情도 살펴지는 대상일지언정 참주인은 아니다. 자유혼은 심의心醫이자 인간의 에고이즘으로 인한 상호 투쟁으로부터 해방된 영혼이니 이는 진정한 건강이다.

『황제내경』에 이르기를, 음양화평지인陰陽和平之人이라, 음陰은 나요 양陽은 너이니, 너와 내가 화평하면 질병도 적어지고 수명도 장수하고 죽을 때의 고통도 덜하지 않겠는가? 진정한 자유혼은 건강의 표상이니 자유혼은 의지처를 두지 않음이다. 그것이 비록 신불神佛에 이르러도 의지하지 않고 세상의 부·귀·미모에도 의탁하지 않음이라.

사암도인이 석굴 속에서 13년간이나 묵묵히 관조해 낸 모든 인간의 업이란 무엇이겠는가? 시대상에 비추어 보면, 인류는 어떤 허상들에 의지하여 상대방을 멸시하는가??

사암도인은 사명당 대사의 자손이며, 사명은 서산의 자손이니 서산은 지공, 나옹, 무학의 선맥禪脈이 아닌가? 달마의 선맥禪脈. 이는 무엇인가?

"참선에는 많은 말이 필요 없으니 단지 심상하게 묵묵히 자신을 관조하라[參禪不用 多言語, 只在尋常 默自看]."

사명의 선시禪詩대로 자신의 내면을 주시함은 이 시대의 허상을 간파할 수 있으리라.

졸부들의 허세와 황금만능주의 전염병과 권력가들의 힘겨루기 다툼병을 보라. 질투 많은 부자들과 모략으로 점철된 정치판을 보라. 관능을 상품화해 재미를 보는 육욕 지상주의 전염병은 어떤가? 신의 장손을 서로 자처하는 신神의 나라 서열 다툼 일색인 종교인들의 미망과 연방 마음은 졸면서도 각성을 표방하는 수행자들의 게으름은 어떤 모습인가?

활투사암침법

싸늘한 화이트칼라, 노골적인 적대감, 비겁한 아부심, 무기의 힘만 믿는 잔인함, 암시적인 공포, 굳게 닫힌 이론가, 위선적인 가정, 교활한 교사, 경쟁으로 적이 된 친구, 성차별의 혼란. 이런 것들은 다 무슨 독소인가?

자유혼은 어떤 테두리에도 속하지 않는 신령한 의식이다. 이 지극한 곳에서 나오는 광선은 그대로가 심침心針이다. 경혈에 구애 없이. 보사에 상관없이. 요컨대 이제 다시 켜져야 할 등불은 바로 쓰는 심법心法이다. 곧 심침心針이다. 그러니 심의心醫와 심법心法과 심침心針은 셋이면서 하나일 수밖에 없다. 심정부침審情浮沈은 사암도인舍岩道人의 머리 말씀이다. 이심치심以心治心은 역대 성인의 방편이다.

대기묘용對機妙用은 근기에 따른 응용이니 실로 대성인만이 쓰는 방편이다. 이화창생理化蒼生은 창생을 교화하되 진리로써 인도하라는 뜻이다. 이 심정부침審情浮沈과 이심치심以心治心, 대기묘용對機妙用과 이화창생理化蒼生은 사암침법의 심의자생心醫自生운동 사대명분四大名分이다.

사대명분四大名分! 손끝 발끝의 오수혈五兪穴을 외우기보다는 먼저 세워야 할 이 명분. 한낱 술자術者가 되려는가? 도인道人이 되려는가? 약은 알아도 처방의 구성은 모르고, 처방은 알아도 그 술법을 모르고, 그 술법은 알아도 도道를 모르나니 도道 일을 줄이되 학문은 일이 늘어날 뿐이다. 하나를 얻으면 만 가지를 통하는 것이 '도道'라면 가면 갈수록 질문 대답이 쌓여가는 것이 학문의 길이다.

사암도인의 침술법은 도道에서 나온 술術이므로 도道를 술術하고, 술術을 용用하는 도술침道術針이다. 경건하게 각 경락의 특성을 조사하되 자신의 마음 흐름부터 의식할 수 있어야 타인을 이해하리라. 타인을 알기 전에 먼저 나 자신을.

심포心包 경락을 강하게 하려면 밝은 보라색의 투명한 수정의 주머니를 염상念想하는 이유도 살펴보자.

윤택한 미색의 목련꽃 색깔을 상상하면서 탄력성 있는 투명한 고무를 염상하면 폐경락이 강해지는 이유는 또 무엇일까? 빛나는 자주색의 구슬을 이마 한가운데 떠올릴 수 있는가? 이것은 수태양소장경을 강화시키면서 모종의 혈액정화작용을 담당할 수 있을 것이다.

경락에는 오행五行과 육기六氣가 일치하는 6개의 천부天符경락이 있고, 오행五行과 육기六氣가 서로 다른 6개의 비천부非天符경락이 있다. 천부경락은 고장이 나기가 어렵지만 고장 났다 하면 회복이 어렵지 않은가? 시술자는 이 천부경락의 보사야말로 신중해야함을 명심해야 할 것이다.

그 사람의 체질에 맞아떨어지면 틀림없는 효과가 있지만 증상에만 매몰되어 오히려 그 사람의 음양, 한열 등을 잘못짚으면 낭패가 날 수도 있다는 점 말이다. 간경肝經은 오행五行도 목木이요 육기六氣도 목木이니 궐음풍목厥陰風木이 중첩된 천부경이요, 심경心

經은 소음군화少陰君火가, 비경脾經은 태음습토太陰濕土가, 삼초경三焦經은 소양상화少陽相火가, 방광경膀胱經은 태양한수太陽寒水가, 대장경大腸經은 양명조금陽明燥金이 겹쳐서 전부가 6개의 천부天符경락을 이룬다. 시술자가 어찌 신중하지 않을까 보냐?

족궐음 간肝경락의 취상 색깔이 진초록이요, 수소음 심心경락은 주홍색, 족태음 비脾경락은 황금색, 수소양 삼초三焦경락은 빛나는 분홍백색광, 족태양 방광膀胱경락은 흑진주색, 수양명 대장大腸경락은 백금색 등이니 모두가 건강한 색은 밝고 빛나야 하니 염상법念想法으로도 응용할 수 있지 않은가?

아아! 오늘, 불가사의한 인체여! 그리고 유체여! 그리고 지성체여! 의식과 감정의 흐름인 경락이여! 마음과 물질이 둘이 아님이라! 두려운 마음은 몸을 차게 하니 더운 사람의 약이라. 신명나는 흥분은 더운 원인이나 실로 몸이 찬 사람의 약 아닌가??

두려운 마음, 공포, 긴장, 전율의 생각은 족태양방광경을 강화시키나 지나치면 기氣가 하강하면서 춥고, 양기를 죽이는도다. 발랄한 흥분의 생각은 지나치면 기氣가 상승하고 화기火氣가 생기면서 음정陰精을 파괴하기도 하여라. 혼자 느낀 감정이나 품은 생각이 한 치도 어긋남 없이 경락의 띠에 새겨지니 스스로 중도를 터득하지 못한 자는 저절로 질병의 악화를 자초하는도다.

세간에서는 흔히 착한 자라 하나 이 중용의 절도를 잃은 사람은 지혜를 개발치 않은 허물로 착해도 질병이 많을 수 있으니 경계할지어다. 마음을 모질게 쓴 것 같은 악인도 한 생각을 반조하여 본지풍광本地風光의 적적성성의 삼매로 돌이킬 줄 알면 건강한 도인이다.

'나는 착하네'하는 상相은 미묘한 교만을 일으켜서 아무짝에도 쓸데없는 병을 일으키니 진중해야 하리라.

삶은 흐름! 역동적인 흐름일지니 무상無常의 변역變易을 이해함이 주역周易의 뜻이고, 오행五行의 순환을 터득함이 운기학의 기초 아니던가? 경락에도 상대相對가 있어 음양의 짝이 있고, 모든 만물을 살피니 그 특성을 상대성으로 알아가는 것은 파악의 요긴한 묘법이다. 치료에는 상대 치료가 정법正法이니 음병은 양약으로, 양병은 음약으로 치료함이라.

어즈버! 말법 시대가 되어 침술에 음양관이 사라져서 외운 대로 놓기에 바쁜 세상이 되었도다. 사람의 체형이나 성격, 환경 등을 파악하지 않고 획일적으로 시치施治하는 악례는 언제부터 시작되었던가? 이는 필시 암기주입식의 공부가 횡행하면서 절대주의에 물든 시대적 소산물이리라.

모름지기 공부인은 세밀히 살펴서 기존의 지식 암기식의 학문 태도를 탈피해야만 할 것이다.

한 생각 이전을 알지 못한 채 일어난 생각에 살림살이를 차리고 집착하는 자는 융통무애한 상대주의적 삶의 지혜를 모르리라. 일찍이 공맹의 유가 철학에서는 '생각이 일어나기 전을 중中이라 하고, 일어나서 조화가 맞는 것을 화和라 한다'고 천명하였다.

본래 없는 생각을 일으켜서 조화를 맞추는 것이 그리 쉬운 일은 아니나 그렇다고 그리 어려운 일도 아니다. 지식보다는 느낌 쪽에 그 믿음을 더할 수 있는 영혼은 사암 심心 침의 묘를 나눌 수 있는 학자이다.

직관의 계발, 이것은 느낌학으로부터 시작한다. 단지 과거 기억으로부터 나오는 판단의 느낌이 아닌 현장의 느낌 말이다.

이것은 단순하다. 그저 '산은 산이요, 물은 물이다' 말할 수 있는 마음이면 된다. 그저 '미끌미끌한 것은 미끌미끌한 것이다', '꺼끌꺼끌한 것은 꺼끌꺼끌한 것이다'를 판단할 수 있는 기초 감촉만 살아있으면 된다.

'제법諸法을 관상實相으로 본다.' 이것은 현장 파악 정신만이 가능한데, 어린아이같이 순진한 눈이어야만 한다.

옛날 동화에 나오는 '벌거벗은 임금님' 이야기는 상징적이다. 사기꾼에 휘말린 임금은 눈에 보이지 않는 옷을 터무니없는 비싼 값에 맞췄다. '마음이 검은 사람에게는 안 보인다'는 술책에 넘어간 임금 이하 신하들은 스스로 검은 사람이 되지 않기 위해 사기꾼의 옷을 찬탄했다. 사기꾼의 옷이 완성된 날 왕王은 백성에게 옷 자랑을 하려고 나섰다. '마음이 검은 사람'이 되어 죽임을 당하기 싫은 백성들은 모두 숨을 죽이고 왕의 행차를 지켜보고 있었다. 심지어는 아부성의 찬탄마저 보내면서…. 그러나 한 아이만 옳았다. 그 아이는 소리쳤다. '임금님은 벌거벗었다.'

그러자 온 나라가 웃었다. 사기꾼은 이미 도망가고….

자! 이 어린이의 눈이 필요하다. 사기꾼은 쓸데없는 분석의 과학이다.

도토리묵은 매끄럽다. 생도토리는 껄끄럽다. 그것으로 약성은 충분히 결정된다. 생도토리는 변비에는 독이고, 설사에는 약이 될 수 있다. 도토리묵은 변비에는 약이고, 설사에는 독이 된다.

이것은 느낌철학에서, 직관에서 나오는 처방이다. 도토리의 단면을 잘라내고 이리저리 사진을 찍고 이런저런 약품에 담가보고 분석해 보고 실험을 해서 나온 고귀한 언어(?), '과학적'이라는 말과는 거리가 멀지 모르는 '느낌'! 이런 느낌이야말로 이 시대 우리에게 가장 절실히 요구되는 진정한 전체성의 과학(?)이라 생각지 않는가?

느낌! 현장을 놓치지 않는 깨어있음! 이것은 역대 깨달은 이들이 이구동성으로 강조했던 가르침이다.

사암침 역시 깨달은 이에 의해 탄생된 도道의 극치! 처음도 깨어있음이요, 마지막도 깨어있음일진대, 작금에 와서 그 뒤를 따르겠다는 후학들이 어찌 지나간 지식의 찌꺼기만을 가지고 작은 머리를 이리저리 굴리며 하나의 술가術家로 가는 길만을 원하는지…. 느낌철학, 현장을 놓치지 않는 깨어있음을 논할 때는 두 눈을 질끈 감고 꾸벅꾸벅 거리다가도, 사암침의 말미에 불과한 임상사례나 침놓는 자리 등만 논하려 하면 후다닥 눈을 뜨는 어리석은 사암의 후예들은 설마 없겠지?! 두 눈을 감고 꾸벅거렸던 것은, 사암도인께서 그 옛날 바위 밑 토굴에서 13년을 공부하셨듯이, 명상에 깊이 빠진 모습이었을 텐데 이 금까마귀가 잘못 보았던 것이겠지? 아서라! 말아라! 제아무리 많은 지식이 뇌리를 가득 채우고 있을지라도 그 모든 것은 사암이 버린 쓰레기에 불과할진저! 마음을 깨달아 있는 그대로를 볼 수 있는 이가 사암의 눈을 가진 이요, 마음침을 잘 쓰는 이가 곧 사암의 마음을 지닌 진정한 사암의 후예!!

이 시대, 지구촌은 온갖 괴질이 판을 치고 이름 모를 병마들이 세력을 더해가는 이즈음, 어찌 그 많은 병에 따른 치료법을 다 머리에 구겨 넣어 아픈 이의 고통을 덜어 주려는가?

오직 한 가지! 직관을 발달시킬 수밖에. 직관은 어찌 발달시키려는가. 맑은 거울은 온갖 물건을 있는 그대로 비추어 주나니 검은 물체가 오면 검게, 붉은 것이 오면 붉게, 네모난 것은 네모나게…. 깨끗지 못한 거울이 어찌 있는 그대로의 사물을 비추어 주겠는가. 많고 많은 다른 물체를 옳고 바르게 비추려면 티끌하나 용납지 않은 거울, 청정한 거울, 과거에도 물들지 않고 미래도 담지 않은 오직 현재 있는 그대로만을 비추는 거울이라야 하리라. 그러한 거울이 되어야 하리라.

이 길만이 사암이 걸었던 길이요, 사암의 후예들이 가야 할 길이며, 이 시대 다시 사암을 되살릴 수 있는 유일한 길이기에….

임신壬申 중복中伏 일화실一花室에서

혜암문인惠菴門人 금오金烏

〈제14차 사암도인 침술원리 40일 강좌〉, 신고전주의를 표방하는 심의자생운동을 위한 〈동의東醫 한마당 15일 특강〉 도중 피안彼岸으로 안착한 제자의 영혼이 한 알의 밀알이 되길 기원하며….

차례

활투사암침법

십이경락

사암침법 경혈도

2부 각론

편집인이 드리는 말씀

2001년 『활투사암침법』이 출간된 후 17년이 흘렀습니다. 초판이 나올 때 새내기 한의대생이었는데 이제는 중년의 한의사가 되었습니다. 당시에 간편한 핸드북으로 제작된 『활투사암침법』은 내용과 활용도에서 더할 나위 없는 편리함과 유용함으로 사암침법을 공부하고 사용하는 학생과 한의사에게 필수 소장 도서로 인정받았습니다. 그리고 여전히 사암침법을 공부하는 사람들이 하나쯤은 소장하고 활용하고 싶어 하는 책이기도 합니다.

재야에 묻혀 사장되어 가던 사암침법은 금오金烏 김홍경 선생의 헌신적인 노력으로 이제는 한국을 대표하는 침법으로 자리매김하여 전 세계로 전파되고 있습니다.

초판이 발간되고 오랜 시간이 지나는 동안 사암침법은 비약적인 발전을 이루었습니다. 금오 선생께서 사암침법을 연구하는 과

정에서 '천부(天符)', '비천부(非天符)', '이부(二符)', '삼부(三符)' 등의 새로운 이론이 개발되었습니다. 진단법에서도 세 가지 기준으로 질병을 분석하는 새로운 방법도 제시되었습니다.

이런 모든 연구는 〈사암한방의료봉사단〉의 헤아릴 수 없이 다양하고 수많은 의료봉사 경험을 통해서 발전되었고 의료봉사 현장에서 발표되어 왔습니다. 현재는 후학 한의사들이 〈사암침법학회〉를 결성하여 지속적으로 연구개발하고 있습니다.

2018년 가을, 그동안 발전되어 온 사암침법의 내용을 담은 새로운 『활투사암침법』을 선보입니다. 새로운 『활투사암침법』은 간편하게 신구(新舊)의 이론과 경험을 모두 아울러서 볼 수 있기에 사암침법을 공부하고 활용하려는 분들에게 큰 도움이 될 것입니다. 『활투사암침법』을 편집하면서 금오 김홍경 선생의 환자에 대한 사랑, 각별한 고심과 배려, 그리고 지혜를 다시 느낄 수 있었습니다.

한의학에 각별히 관심과 애정을 가지고 출판에 힘써주신 류희남 사장님과 중간에 연락을 담당해주신 정해명 선생님, 봉사단 일에 항상 애써주시는 정유웅 봉사단회장님, 마무리 작업을 하신 신우용, 최지훈, 조동현, 나영태 선생님의 지속적이고 각별한 노고에 특별한 감사를 보냅니다.

2018년 11월, 『활투사암침법』 편집위원회를 대표해서
사암침법학회 회장 이정환

범례

❶ 본 책『활투사암침법』은 사암도인舍岩道人의 심칠정지부침審七情之浮沈이요, 의자의야醫者意也라는 정신에 입각하여, 십이경락의 새로운 유심적 해설을 추가해서 사암도인의 뜻에 충실하고자 하였습니다.

❶ 총론에 각 경락의 특성에서 동물 취상, 유심·유물적 취상은 '사암도인 침술원리 40일 강좌' 때 한의과대학 학생들의 자료이며, 절대적이라기보다 사고의 탄력성을 위한 방편입니다.

❶ 본 책의 각론의 편집은 동의보감의 구성 원칙에 따랐으며, '사암도인 침구요결'의 필요 부분도 첨가하였습니다.

❶ 본 책의 임상사례는 그동안의 의료봉사 및 신농백초 한의원을 거친 실제 환자들의 경험사례이며, 가장 기본적으로 잘 치유된 극소수의 예만 실은 것입니다. 아울러 가급적 각 편마다 사암도인의 임상사례도 첨가하였습니다.

❶ 각론에 '의안醫案'이라는 이름으로 기술한 부분은 전부 동의보감을 요약 간추린 것입니다.

❶ 각론에 사암도인 침구요결에만 독특하게 나타난 부분은 원문에 충실하게 그대로 서술했습니다.

❶ 총론부분에 대해 더 깊이 연구하실 분은 『동양의학혁명』을 참조하시기 바랍니다.

❶ 앞으로 살아있는 임상사례가 충분하게 모이면 수정본으로써 계속 첨가해서 책을 낼 예정입니다.

❶ 본 책은 단지 사암도인의 깊은 뜻 가운데 일부 극소수만을 밝힌 것이니, 여러 후학들의 깊은 연구와 정진이 있어서 보다 훌륭한 사암침법이 펼쳐지기를 기원합니다.

편집인
사암한방의료봉사단
사암침법학회
홍경사랑

금오일침가

일침이구 삼약이라 예전부터 이른말씀
심정부침 의자의야 관심일법 총섭제행

경락이란 무엇인가 마음길이 경락일세
십이경락 기경팔맥 알고보면 감정통로

의식도로 경락이니 시체에는 없는경락
안다몰라 좋다싫다 음경락과 양의경락

맡길임자 임맥보소 신임할때 움직이고
감독하는 독맥운동 의심할때 강해지네

신임의심 긍정부정 마음의길 갈라지나
알고보면 본마음은 임독맥은 아니라네

충맥대맥 무엇이며 양교음교 흐르는기
양유음유 뜻은뭔가 마음부침 살펴보세

활투사암침법

띠대자의 대맥이란 임맥으로 교통하니
아기휴대 자궁이라 대맥왕성 덕분이네

충동적인 충맥보소 남성들의 특징인데
음양성질 서로달라 마음씀도 다르다네

공포심은 차게작용 음냉병을 일으키니
족태양경 방광경락 태양한수 긴장공포

신명나는 즐거운열 소음경락 주관하여
수소음에 족소음에 쾌락의화 가득하네

쾌락조차 지나치면 열병되어 충혈되고
피부발진 매독병은 말세기적 병이라오

으쓱한맘 자존심은 궐음경락 관장하여
제뜻대로 안된순간 화를벌컥 소양경락

태음양명 짝이루고 소음태양 부부일세
재산토지 보석등을 부지런히 탐욕하여

태음경락 과한기운 둔한바보 만든다오
양명열은 초조하니 재산음식 잃은이유

사람의식 세가지라 욕애유애 무유애요
용수대사 유식구사 철저하게 밝힌심리

유식론의 유심론과 구사론의 유물론은
용수선생 최고작품 이상가는 분석없네

신체리듬 욕애에다 감성리듬 유애이며
지성리듬 무유애라 이십삼에 이십팔일

삼십삼일 돌고돌아 환갑주기 저육십년
신기하게 맞는도다 동서양의 주기관찰

세가지로 분류되어 나타나는 삼대욕망
길흉성쇠 흥망부침 한생각의 장난일세

어화두루 사람들이 침중제일 심침이니
마음침도 잘써야만 일침신침 소리듣소

마음침을 잘쓰려면 마음법을 잘익히소
심의되기 쉽지않소 부지런히 도를닦아

일체생각 응시하면 침안쓰는 신의되오
자축인묘 진사오미 신유술해 십이지라

자오군화 축미습토 인신상화 사해풍목
진술한수 여섯가지 오운속의 기의다소

형의성쇠 오운이요 내용물의 육기일세
사암침법 오행보사 형의성쇠 결정하고

득기하여 효과보면 기의다소 이용덕택
갑기합토 을경합금 병신합수 정임합목

무계합화 합오행은 매년마다 태과불급
갑을병정 무기경신 임계십간 오운그릇

육경육음 육기모두 내용품은 기의성질
사암침법 신묘하다 오운육기 응용하고

심법묘용 관찰하여 절세불출 위업일세
좌병우치 우병좌치 상병하치 하병상치

상대적인 조화조절 그누구든 감탄했네
원보방사 영수보사 호흡보사 구육보사

옛경전에 충실한것 입신밖에 또있는가
난자경락 출혈여분 일이백개 마구꽂아

활투사암침법

기란증을 일으키는 혼돈세대 침구학자
손끝발끝 요혈찾아 여덟개면 끝내준다

위험자리 별로없어 알고보면 쉬운침법
그렇다고 잘못진단 음양서로 뒤바뀌면

작살나는 인체균형 돌팔이를 못면하네
천부경락 특히오판 큰일나는 여섯경락

오행육기 서로같아 그성질이 강한게탓
간심비에 대장방광 삼초여섯 천부경락

잘못쓰면 엄청곤란 음양병이 더한다오
오행으로 목성이며 육기로도 궐음인간

족궐음간 병이들면 고치기가 힘들다네
여간해선 질병없는 간경락이 망가지면

회복되기 만만찮소 천부경락 이유라오
오운육기 천부의해 그해운기 너무강해

가뭄장마 센바람에 한파엄습 무더위등
천부의해 조심하라 병들기가 쉬운운기

무오년은 태일천부 화가두개 열화맹독
교상합의 상합치료 이해하기 난해하니

주역괘상 살펴보소 그리하면 금방아오
간과삼초 짝을이뤄 교상합의 치료이며

심과방광 교상합에 비경대장 폐와위경
심경소장 심포담경 엉뚱하게 짝을맞춘

교상합을 모르고선 사암심중 요량못해
중풍손괘 간경락에 중뢰진의 삼초경락

중화리괘 소음심경 중수감괘 태양방광
중태택의 비경태음 중산간의 대장경락

택산함괘 수태음폐 산택손의 족양명위
화수미제 족소음신 수화기제 소장경락

풍뢰익괘 심포궐음 뢰풍항의 족소양담
주역팔괘 육십사괘 의미심장 파악하소

교상합의 이론따라 정격승격 사용되오
어리석은 학자들은 여우같이 의심하나

정밀연구 학인들은 절로끄덕 무릎치오
한토하화 망문문절 치료진단 아득하니

부지런히 탐구경험 의생노릇 쉽지않소
마음관찰 이심치심 대기묘용 음양상대

이화창생 세계교화 동의학도 사명일세
이분법의 주역사상 삼분법의 오행사상

중앙토가 등장하여 또하나의 가설체계
기불승강 갈등이라 토의생각 지나치니

욕심분분 분노영향 동전양면 똑같다네
좋다싫다 결정하는 생각사는 중앙토요

사색인간 좋다지만 알고보면 사량분별
좋다결정 싫다는건 선택의한 이분체계

결정이전 생각있어 중간자를 토라하네
일시무시 일종무종 천부경의 끝과처음

하나라고 생각해도 그하나도 없는시작
하나라고 끝난데도 그하나도 끝남없네

탐진치의 삼독이라 번뇌원인 분명하네
탐심진심 확실치만 치심무엇 의미할까

이리저리 갈등하여 통밥굴린 교활두뇌
이리가면 경찰서라 저리가면 파출소에

죽자하니 청춘이요 살자하니 고생이라
기불승강 막힌마음 치심안개 어둡다오

도회지에 사는사람 귀비탕과 향부자라
이는오직 머리굴린 도시사람 좋은처방

비경으로 들어가는 귀비탕에 향부자라
잊지마오 도시의원 교활통밥 치료우선

바닷가엔 냉병많아 인삼생강 처방좋고
가난한곳 산골마을 소화기병 우선이네

산천지리 인심파악 큰의사는 엄두두고
작은의사 보약위주 돈벌기에 급급하네

대의마음 사회의병 인심흉포 걱정이오
소의생각 육체의병 처방기술 익힌다네

오운육기 도는운기 명의되는 성인시설
주역시설 의식공부 다채로운 인간학문

권력가도 예술가도 천하재벌 모든사람
병도많고 단명하다 이모두가 치료대상

권력의병 감성허물 재산욕심 이해하자
현명의사 기본교육 인간성을 조사하네

육갑지년 육을육병 육정육무 육기육경
육신육임 육계모두 그특성이 숨어있네

활투사암침법

육갑에는 수기허약 수의경락 보해야지
육병에는 화의손실 화경치료 우선이라

육무에는 금기약해 양명경락 보충할것
육경에는 목풍부족 궐음경을 보익하세

육임에는 습토태백 비폐경락 보호하라
운기따라 허실있고 태과불급 상황달라

허한경을 보충하고 실한곳은 깎아주세
일신허실 판단하여 보사응용 자제하네

1부

총론

제1장 명분론

사암도인은 조선 선조 때의 사명당 대사의 수제자라고도 하고 일설에서는 사명당 대사 자신이었다고도 하나 그 속명은 밝혀진 바 없고 석굴 속에서 도를 깨달아 오직 도호道號만이 사암이라 전해 내려올 뿐이다.

이러한 사암도인 침술 원리는 육체만을 대상으로 하는 단순한 침술법이 아니라 각자의 내면을 통한 내면에 일침을 가하는 마음의 침술임을 전제로 하면서 심의心醫가 되기 위한 4대 명분 및 큰 원願과 이천선생의 의학입문서문의 내용을 통해 간략하게나마 그 대의명분으로 삼고자 함이다.

1. 심의자생운동心醫自生運動의 사대명분

① 심정부침審情浮沈 : 마음의 뜨고 가라앉음을 관찰하라.

② 이심치심以心治心 : 마음으로써 마음을 다스리라.

③ 대기묘용對機妙用 : 근기 따라 묘한 방편을 응용하라.

④ 이화창생理化蒼生 : 진리로써 창생을 교화하라.

2. 삼원三願

① 심의心醫 : 마음으로써 의사가 된다.

② 심법心法 : 마음으로써 법을 쓴다.

③ 심침心鍼 : 마음으로써 침을 놓는다.

3. 선천도와 오행

1) 선천도先天圖

주역을 배운 뒤에라야 가히 의학을 말할 수 있으니, 괘서를 배우고 효상을 배우는 것이 아니다. 이것을 시험해 관찰하건대 그 내부에 과연 획劃이 있는가? 효爻가 있는가?

원리元理와 원기元氣가 혼합渾合하여 간격이 없을 뿐이다. 천天을 생生하고, 지地를 생生하고, 인人을 생生하고, 물物을 생生하는 것은 모두 이 조화로 말미암아서 주장하게 된다.

생生을 신양頤養하는 자가 이것을 알게 되면 곧 자연히 분忿을 징계하고 욕심을 막아서 수水는 승昇하고 화火는 강降하여 사귀어서 태평하고, 사람을 구제하는 자가 이것을 알게 되면 곧 자연히 사물을 판별하고 방법이 정하여져서 침체된 질병이 대번에 회복된다.

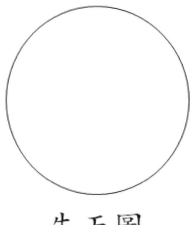

先天圖

　이것을 이 책머리에 둥글게 그려서 글자를 알지 못하는 자에게 편리하게 하고, 책을 열면 숙연하여 지극히 간단하고 지극히 쉬워서 완색玩索하면 취미가 있게 한 것이다.

　감히 또한 의황義皇의 심지상心地上에 착방着方하여서 헌기軒岐의 미의微意를 찾아냈다고 하겠는가?

　이것으로 설명하노라.

2) 오행五行의 개괄

① 오행의 비유

비유대상	木	火	土	金	水
자동차	시동	속도, 엑셀	운전자	브레이크	기름
집·건물	통풍시설	난방시설	바닥·장식	골격구조	수도시설
지구	회전력	내부열	지축	땅덩어리	바다

② 오행의 표

行	未	氣	色	臭	臟	志	體	變	時	官	神	畜	穀	聲	症	音	液
木	酸	風	靑	臊	肝	怒	筋	生	春	目	魂	鷄	麥	呼	握	角	泣
火	苦	熱暑	赤	焦	心	喜	脈	長	夏	舌	神	羊	黍	笑	憂	徵	汗
土	甘	濕	黃	香	脾	思	肌肉	化	長夏	口	意	牛	稷	歌	噦	宮	涎
金	辛	燥	白	腥	肺	悲憂	皮膚	收	秋	鼻	魄	馬	稻	哭	咳	商	涕
水	鹹	寒	黑	腐	腎	恐驚	骨	藏	冬	耳	志	豚	豆	呻	慄	羽	唾

③ 오행의 상생상극相生相剋

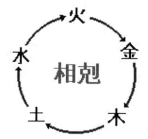

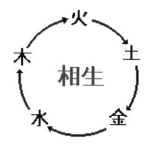

활투사암침법

제2장 주역팔괘와 육경

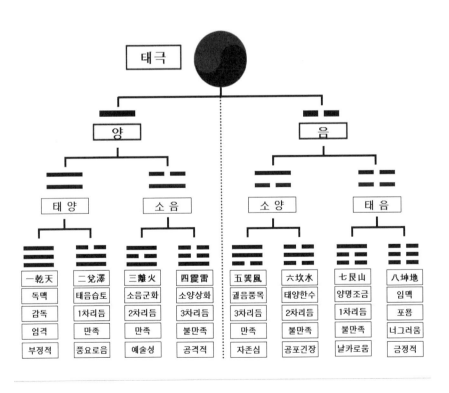

태극							
양				음			
태양		소음		소양		태음	
一乾天	二兌澤	三離火	四震雷	五巽風	六坎水	七艮山	八坤地
독맥	태음습토	소음군화	소양상화	궐음풍목	태양한수	양명조금	임맥
감독	1차리듬	2차리듬	3차리듬	3차리듬	2차리듬	1차리듬	포용
엄격	만족	만족	불만족	만족	불만족	불만족	너그러움
부정적	풍요로움	예술성	공격적	자존심	공포긴장	날카로움	긍정적

주역팔괘와 육경과의 상관관계를 알아보고 육경의 특징 및 인간의 감정, 색, 소리, 맛 등과의 연계성을 살펴본다.

1. 팔괘와 육경과의 관계

八卦	☷	☶	☵	☴	☳	☲	☱	☰
卦名	神地	艮山	坎水	巽風	震雷	離火	兌澤	乾天
經絡	任脈	陽明	太陽	厥陰	少陽	少陰	太陰	督脈
六淫		燥	寒	風	暑(相火)	火(君火)	濕	
味		辛	鹹	酸	苦	苦	甘	
香臭		辛香	腥	臊	焦	焦	香	

2. 인간의 욕망과 육경

구분	인간의 욕망		육 경	
			만족	불만족
有愛	1차 욕망 신체리듬 (P.)	재물욕…상심 식욕…배고픔 음욕…갈증	太陰 안심	陽明 초조감
	2차 욕망 감성리듬 (E.)	성욕 예술	少陰 쾌락	太陽 공포감
無有愛	3차 욕망 지성리듬 (I.)	厥陰 권력…귀천	厥陰 칭찬	少陽 분노감

次	愛	욕망	생체 리듬	구분	正氣(적당)	邪氣(과항)	감정	양음	괘
1차 욕망	財 · 慾 愛	재물욕 식욕 음욕 수면욕	신체 리듬 (P.) 주기 (23)	만족	획득감, 포만감 부유감, 풍요감 안락주의, 느긋함.	교만함, 지루함 나태함, 비대함 편이주의	안심	太陰	濕土 ☱ 兌澤
				불만	청빈함, 배고픔 청정한마음, 공정함 투명함, 속을 잘드러냄	거지근성, 궁상맞음 상실감, 갈증, 궁상 허기감	초초감	陽明	燥金 ☶ 艮山
2차 욕망	色 · 有 愛	성욕 예술욕	감성 리듬 (E.) 주기 (28)	만족	오르가즘, 기쁨 환상감, 열정 희열감	음탕 방탕, 방종 쾌락주의	쾌락	少陰	君火 ☲ 離火
				불만	경계의식, 긴장감, 조심성, 순수함	겁쟁이, 용렬 의혹,의심, 배심감, 불안감 니힐리즘, 허무주의	공포감	太陽	寒水 ☵ 坎水
3차 욕망	勸 · 無 有 愛	명예욕 권력욕 지식욕	지성 리듬 (I.) 주기 (33)	만족	학구주의, 리더십 자존심, 선의경쟁 고고함,예절바름	우월감, 거만함 지나친존심, 고집 권위주의, 지배의식	칭찬	厥陰	風木 ☴ 巽風
				불만	충고심, 날카로움 방어의식, 봉사정신 희생정신, 활달, 열등감	자기비하, 패배감 수치심, 무지감 몰인정,파괴의식 공격적성향, 살기	분노감	少陽	相火 ☳ 震雷

※ 육경의 기운

六經	기운	모양	味	色	聲
厥陰	회전하면서 빨려드는 기운	⸮⸮	酸	靑綠	角 (ㅎ)
少陰	부드럽고 섬세하면서 야들야들하고 아래에서 위로 꼬불꼬불 상승하며 번성하는 기운	∫∫∫	苦(吸)	赤	徵 (ㄴ·ㅇ)
太陰	둥글게 원을 그리는 형상으로 매끄럽고 부드러우며 아래쪽으로 가라앉아 정체하는 기운. 중화성을 띰.	○	甘	黃	宮 (ㅁ·ㅂ)
少陽	안에서 밖으로 확산하는 따뜻하면서도 뽀송뽀송한 기운.	⟩⟨	苦(呼)	赤光	ㅅ·ㄷ
陽明	날카롭고 뻣뻣하고 견고하며, 한 방향으로만 쭉 뻗는 기운.	↑↑↑	辛	白	商 (ㄱ·ㅋ)
太陽	차가우면서 긴장되고 위축적이며 가라앉으면서도 응축하는 기운	↘↓↙	鹹	黑	羽 (ㄹ·ㅊ)

※ 육경의 취상

	식물		동물	質	香	
厥陰	모양이 말린 덩굴식물, 시고 파란 것, 섬유질 없지만 질기고 팽팽한 것. 거두는 성품	덩굴식물, 산사, 모과, 산수유, 식초	비늘 없는 물고기	收	상쾌한 냄새	수목냄새(風浴),발효냄새
少陰	아름답고 수려, 화사하나, 약하고 섬세. 꼬불꼬불한 형상, 예민하며, 청초함.	난, 부자, 술, 익모초	털 난 짐승	熱	볶을 때 구수한 내.	메주 뜨는 냄새
太陰	달고 노랗고, 연하고 부드러운 것, 원만한 모양에 육질이 풍부, 씨앗 생산 능력이 약함.	바나나, 천문동, 맥문동, 감초	발가벗은 짐승	潤澤	달콤한 내, 먹고 싶음 냄새	상큼한 바다비린내, 과일냄새
少陽	잎이 맨들맨들, 은빛에 솜털이 많고 섬유질이 많아 거침, 톱니바퀴 잎. 발산작용에 살기 동반	민들레, 오수유, 소회향, 담배	깃털달린 것	殺氣	타는 악취	담배연기 냄새
陽明	일단 키가 크고 솜털이나 가시가 많음, 섬유질이 많아 거칠고 단다, 마르고 건조, 발산작용에 냉한 느낌.	가시나무, 반하, 남성, 호초, 필발, 개자	갑각류	發散	자극적인 신취, 매우면서 쏘는 내.	고추냄새
太陽	딱딱하며 오그라든 모양에 위축된 모양, 차가운 느낌.	미모사, 생지황, 대황, 망초	비늘 있는 생선류	軟堅	코를 쏘는 지린내, 누린내, 구역질 내	털 타는 냄새, 오줌냄새

활투사암침법

※ 육경과 진단診斷

❶ 육경六經과 맥脈

▶ 부침浮沈 – 태음太陰(부浮), 양명陽明(침沈) 활滑 – 태음太陰

▶ 삭지數遲 – 소음少陰(삭數), 태양太陽(지遲) 긴緊 – 태양太陽

▶ 완급緩急 – 궐음厥陰(완緩), 소양少陽(급急) 삽澁 – 궐음厥陰

1) 맥학脈學의 의미

① 진맥으로 환자분의 상태를 좀 더 정확하게 알고, 치료 기간, 예후 등을 설명할 수 있다.

② 맥진을 통해 바로 치료 효과를 확인하고 치료 방향을 정할 수 있다.

③ 맥진을 통해서 환자를 변증하고 삼부침법을 응용해 볼 수 있다.

④ 환자 치료에 있어서 맥진을 공유하여 의사들 사이에 논의가 가능하다.

⑤ 맥진을 연마하면 의서를 읽을 때 쉽게 이해된다.

– 〈사암침법 강좌〉 중에서

2) 음양에 따른 맥의 구분

	깊이	빠르기	굵기	내용	탄력도
양	부(浮)	삭(數)80회 이상	대(大)	활(滑)	긴(緊)
음	침(沈)	지(遲)60회 이하	현(弦)	삽(澁)	완(緩)

3) 맥脈에 따른 예후

① 맥脈이 유력할 경우 급성 병으로 치료가 잘 될 수 있다.

② 맥脈이 무력하고 침이 헛돌면 치료가 어렵다. 오래갈 수 있다(정승병용법 이용).

③ 맥脈이 완한 사람은 대체로 그 삶도 미지근하고 완만하다.

4) 사상인의 맥脈

① 소양인 : 음인들에 비해 맥이 빠른(數) 편이다.

② 태음인 : 장이긴長而緊

③ 소음인 : 완이약緩而弱

　　　　－『동의수세보원』 중에서

5) 맥脈을 이용한 치료

맥부脈浮 : 병이 표에 있다 ➡ 밖으로 보낸다 ➡ 발산법

맥침脈沈 : 병이 안에 있다 ➡ 거두어준다 ➡ 궐음간경

맥脈이 중간 : 화해법 ➡ 소시호탕

맥현脈弦 : 스트레스, 교감신경항진 ➡ 담승격, 행간사

맥활脈滑 : 담음, 소화기문제 ➡ 위정격

맥삽脈澁 : 어혈, 교통사고 ➡ 소장정격

맥완무력脈緩無力 : 노권상, 땀 ➡ 간정격

맥이 긴삭유력緊數有力함은 전형적인 상화지기相火之氣의 치성熾盛

으로 본다. 이때 치료는 ➡ ①담승격, ②행간-사(간승격), ③소부-사(신중하게 사용한다) ④방광정격 ⑤비정격(윤활유 역할) ➡ 자침 후 맥을 다시 한 번 확인한다.

❷ 육경六經과 병정病情

▸ 완급緩急 – 궐음厥陰, 소양少陽

▸ 온량溫涼 – 소음少陰, 태양太陽

▸ 조습燥濕 – 양명陽明, 태음太陰

❸ 육경六經과 복진腹診

▸ 태음太陰 : 복부에 肉이 多, 피부 말랑말랑.

▸ 양명陽明 : 마르고 骨이 발달, 피부 거칠고 딱딱.

▸ 소음少陰 : 가슴부위 동계動悸.

▸ 태양太陽 : 손발이 차고 아랫배 참.

▸ 궐음厥陰 : 배에 임금 왕王, 근육 발달, 주리腠理가 밀密.

▸ 소양少陽 : 상초上焦가 燥, 겉으로 발산發散하는 반점 有, 주리腠理가 소소疎.

❹ 수상手相

▸ 어제혈魚際穴 부위의 虛實, 건조乾燥·윤택潤澤   : 태음, 양명.

▸ 혈색유무血色有無, 손끝의 차고 더움 : 소음, 태양.

▸ 청색靑色유무, 긴장성·운동성·수축성 : 궐음, 소양.

▸ 태음 : 엄지손가락 굵고 짧음, 체가 짧으면서 단호.

▶ 양명 : 전체적으로 뼈가 잘 발달, 손톱 자체가 實.

▶ 소음 : 손가락이 細하면서 短, 세밀하고 기교 뛰어남.
　　　새끼손가락 발달.

▶ 태양 : 손바닥에 血色이 없음.

▶ 궐음 : 길기도 하고 오동통함, 키가 크고 살이 찐
　　　근육질 체질.

▶ 소양 : 손등이나 얼굴에 많은 털.

3. 육장육부와 의식과의 관계

心包	識	⇆	不識	三焦
脾	意	⇆	실망·좌절	胃
肝	喜	⇆	怒	膽
心	愛	⇆	惡	小腸
肺	樂	⇆	哀	大腸
腎	慾	⇆	恐	膀胱

4. 천간지지와 12경락

24절기	12경락	괘상	12 支	十干	방위	계절	오행	
립춘 우수	足少陽膽	☷☳	黃	甲				
경칩 춘분	手陽明大腸	☷☳	卯		東	春	木	
청명 곡우	足太陽膀胱	☶☷	辰	己				
입하 소만	手厥陰心包	☲☷	己	丙				
망종 하지	手少陰心	☷☲	午		南	夏	火	太
소서 대서	足太陰脾	☲☲	未	丁				
추 처서	手少陽三焦	☵☷	申	庚				
백로 추분	足陽明胃	☶☵	酉		西	秋	金	
한로 상강	手太陽小腸	☷☵	戌	辛				極
입동 소설	足厥陰肝	☰☵	玄	壬				
대설 동지	足少陰腎	☵☷	子		北	冬	水	
소한 대한	手太陰肺	☵☵	丑	癸				

5. 육경의 괘상·정기正氣·사기邪氣

	卦象	正氣	邪氣	味	色	聲	形狀
궐음	風木 巽風	3차 리듬 권력욕 지식욕	거만 교만 경쟁	酸	靑 綠	角 (ㅎ)	形狀, 收斂, 回轉, 운동성, 질긴 것(근육) 덩굴식물
소음	君火 離火	2차 리듬 예술적 性的熱情	음탕 방탕 방종 퇴폐적 쾌락	苦 (吸)	赤	徵 (ㄴ·ㅇ)	번성, 꽃, 蘭, 공작, 熱情에 빠진 妓生, 作家, 李箱, 화려함, 유연, 민간, 上昇
태양	濕土 兌澤	1차 리듬 衣食住에 관계되는 욕망	교만 지루감 나태	甘	黃	宮 (ㅁ·ㅂ)	中和, 매끄러움, 부드러움, 뚱뚱함, 肉質풍부, 바나나
소양	相火 震雷	충고하는 마음 독선적 날카로움	잔혹, 몰인정 잔인, 쌀쌀함 殺生, 열등감 自己卑下의식	苦 (呼)	白光	ㅅ·ㄷ	폭발, 발산, 민들레, 반딧불, 전기뱀장어, 키가큼(불안), 솜털, 四天王像의 눈
양명	燥金 艮山	청빈함 청정한 마음	거지근성 궁상맞음	辛	白	商 (ㄱ·ㅋ)	견고, 건조, 마른 체질, 키가 쪽 뻗음, 殺氣, 뻣뻣함, 秋冬 에 강함, 나무껍질, 섬유질, 가시
태양	寒水 坎水	공포, 긴장감 조심성 경계의식	겁쟁이, 의혹, 용렬한 마음, 허무 니힐리즘	鹹	黑	羽 (ㄹ·ㅊ)	긴장성, 조심성, 생식능력저조, 위축성, 찬물, 神經草(미모사)

6. 육경 해설

❶ 궐음경厥陰經

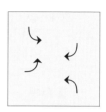

궐음厥陰은 풍목風木이니 풍風은 청간식열淸肝息熱하고, 정淨하고, 풍風은 선행삭변善行數變하고, 풍風은 입入(흡입 시의 바람)한다. 또한 궐음厥陰은 무형無形에 대한 욕망(권력, 명예 등)을 나타내며 자존심을 뜻한다. 상대되는 경락은 소양少陽으로 소양지기少陽之氣의 병을 치료한다. 또한 맛에 있어서 산미酸味에 속하므로 수렴작용이 강하다.

1) 궐음지기厥陰之氣의 기운

① 기운의 성격

▸ 회전하면서 빨려드는 기운.

▸ 뭔가 거대하고 부풀어 오른 기운, 풍선과 같은 것.

▸ 대장부 기질 같은 저돌적인 기운.

▸ 항상 변화하고 흐르는 동적인 기운.

▸ 본래 없는 것이나 수승화강水升火降하다 보니 생기는 것.

味	色	聲	質	香	
酸	靑綠	角(ㅎ)	收	상쾌한 냄새	수목냄새(風浴), 발효냄새

② 기운의 취상

식물		동물
모양이 말린 덩굴식물, 시고파란 것, 섬유질 없지만 질기고, 팽팽한 것, 거두는 성품	덩굴식물, 산사, 모과, 산수유, 식초	비늘 없는 물고기

2) 궐음경厥陰經이 주관하는 성정性情문제

① 욕망과의 관계

		욕망	생체리듬	正氣(적당)	邪氣(과항)		
厥陰	3 차 욕 망	명예욕 권력욕 지식욕	지성리듬 (I.) 주기(33)	만 족	학구주의, 리더십 자존심, 경쟁심, 고고함,예절바름,배짱	우월감, 거만함 지나친존심, 고집 권위주의, 지배의식	칭찬	風木 ☴ 巽風
少陽				불 만	충고심, 날카로움 방어의식, 봉사정신 희생정신, 활달, 열등감	자기비하, 패배감 수치심, 무지감 몰인정,파괴의식 공격적성향, 살기	분노 감	相火 ☳ 震雷

② 성향, 감정

	正氣	邪氣
性 기질	▸명예의식, 고고함, 예절바름 ▸학구주의 ▸단합하는 성향, 단합주의 ▸배짱, 리더의식	▸고집 셈. ▸거만함, 권위주의 ▸지배의식 ▸나서기 좋아함.
情 감정 상태	▸자존심, 自己愛, 자신감 ▸경쟁심.(투혼) ▸영웅심, 야심	▸우월감 ▸지나친 자존심

❷ 태양경 太陽經

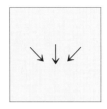

태양太陽은 한수寒水이니 일체의 열熱을 다스린다. 소음少陰과 짝을 이루며 묵묵히 관觀하는 침착하고 정숙한 기운 같은 것을 말한다. 조심성·공포·경계심 등에 해당하고 위축시키는 힘이 있다.

1) 태양지기太陽之氣의 기운

① 기운의 성격

▸ 차가우면서 긴장되고 위축적이며 가라앉으면서 응축하는 기운.

▸ 고요하고 정숙한 기운.

▸ 치밀하고 정밀한 기운.

▸ 순수하면서도 깨끗한 기운.

▸ 물의 기운氣運 − 생명의 근원, 순수성, 평등성, 침묵.

味	色	聲	質	香	
鹹	黑	羽(ㄹ·ㅊ)	軟堅	코를 쏘는 지린내 누린내, 구역질 내	털 타는 냄새, 오줌냄새

② 기운의 취상

식물		동물
딱딱하며 오그라든 모양에 위축된 모양, 차가운 느낌	미모사, 생지화, 대황, 망초	비늘 있는 생선류

2) 태양경太陽經이 주관하는 성정문제

① 욕망과의 관계

		욕망	생체리듬		正氣(適當)	邪氣(過亢)		
少陰	2차 욕망	성욕 예술욕	감성리듬 (E.) 주기(28)	만족	오르가즘, 기쁨 환상감, 열정 희열감	음탕 방탕, 방종 쾌락주의	쾌락	君火 ☲ 離火
太陽				불만	경계의식, 긴장감, 조심성, 순수함, 공포	겁쟁이, 용렬 의혹,의심, 배신감, 불안감 니힐리즘, 허무주의	공포감	寒水 ☵ 坎水

② 성향, 감정

	正氣	邪氣
性 기질	▸ 성인의 觀하는 기질 ▸ 순수하고 깨끗한 마음, 평등성 ▸ 조심성, 정숙함 ▸ 냉정함. 무뚝뚝한 냉정 ▸ 치밀성, 정밀성	▸ 니힐리즘, 허무주의 ▸ 겁쟁이, 용렬한 마음
情 감정 몸상태	▸ 경계의식, 정신 번쩍 차림, 깨어있음 ▸ 침묵, 靜감, 고요함 ▸ 긴장감, 위축감, 공포의식	▸ 배신감, 불안감 ▸ 의혹, 의심

활투사암침법

❸ 태음경 太陰經

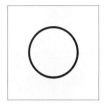

1) 태음지기 太陰之氣의 기운

① 기운의 성격

▸ 둥글게 원을 그리는 형상으로 매끄럽고 부드러움.

▸ 아래쪽으로 가라앉아 정체하는 기운.

▸ 중화성을 띰

味	色	聲	質	香	
甘	黃	宮(ㅁ·ㅂ)	潤澤	달콤한 냄새, 먹고 싶은 냄새	상큼한 바다 비린내, 과일냄새

② 기운의 취상

식물		동물
달고 노랗고, 연하고 부드러운 것, 원만한 모양에 육질이 풍부, 씨앗 생산 능력이 약함	바나나, 천문동, 맥문동, 감초	발가벗은 짐승

2) 태음경太陰經이 주관하는 성정문제

① 욕망과의 관계

		욕망	생체리듬		正氣(적당)	邪氣(과항)		
太陰	1차 욕망	재물욕 식욕 음욕	신체리듬 (P.) 주기(23)	만족	획득감, 포만감 부유감, 풍요감 안락주의, 느긋함	교만함, 지루함 나태함, 비대함 편이주의	안심	濕土 ☱ 兌澤
陽明				불만	청빈함, 배고픔 청정한마음, 공정함 투명함, 속을 잘드러냄	거지근성, 궁상맞음 상실감, 갈증, 궁상 허기감	초초 감	燥金 ☶ 艮山

② 성향, 감정

	正氣	邪氣
性 기질	▶ 안락주의, 知足할 줄 앎 ▶ 여유있음, 포용성 ▶ 유들유들함	▶ 나태함, 편이주의
情 감정 몸상태	▶ 획득감 ▶ 포만감, 풍요감 ▶ 느긋함, 안심	▶ 지루함

❹ 소양경少陽經

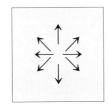

궐음厥陰과 상대를 이루며 소양상화지기少陽相火之氣는 소음군화少陰君火와 달리 화火이나 빛에 해당한다. 소양상화少陽相火가 병적인 기氣로 작용할 때는 분노 등과 같은 부정적 상황에서 발생하는 화火이며, 소음군화少陰君火는 긍정적인 기운이 작용할 때 나오는 화火이다.

1) 소양지기少陽之氣의 기운

① 기운의 성격

▶ 안에서 밖으로 폭발하는 따뜻하면서도 뽀송뽀송한 기운.

▶ 太陽의 비춤 같은 기운으로 따뜻하면서도 열은 군화君火보다 약하지만 밝음이 있음.

▶ 전광석화, 번개(대표적 少陽之氣)처럼 갑작스럽고, 폭발하는 듯한 화의 기운.

▶ 닭이 달걀을 품었을 때 따뜻하게 보호해주는 熱(생명의 근원 – 命門相火지기).

▶ 인체에서는 분노에 의해서 화가 날 때의 열감熱感.

◉ 君火와 相火의 차이
  ▶ 君火 – 지구 속의 열, 즐거워서 일어나는 열, 은근히 데워주는 화, 빛보다는 열
  ▶ 相火 – 太陽의 비춤, 화가 났을 대 일어나는 열, 전광석화 같은 화, 열보다는 빛

味	色	聲	質	香	
苦(呼)	白光	ㅅ·ㄷ	殺氣	타는 악취	담배연기 냄새

② 기운의 취상

식물		동물
잎이 맨들맨들, 은빛에 솜털이 많고 섬유질이 많아 거침, 톱니바퀴 잎, 발산 작용에 살기 동반	민들레, 오수유, 소회향, 담배	깃털 달린 것

2) 소양경少陽經이 주관하는 성정문제

① 욕망과의 관계

		욕망	생체리듬	正氣(適當)	邪氣(過亢)		
厥陰	3차 욕망	명예욕 권력욕 지식욕	지성리듬 (I.) 주기(33)	만족	학구주의, 리더십 자존심, 선의경쟁 고고함,예절바름	우월감, 거만함 지나친 자존심, 고집 권위주의, 지배의식	칭찬	風木 ☴ 巽風
少陽				불만	충고심, 날카로움 방어의식, 봉사정신 희생정신, 활달, 열등감	자기비하, 패배감 수치심, 무지감 몰인정, 파괴의식 공격적성향, 살기	분노감	相火 ☳ 震雷

② 성향, 감정

	正氣	邪氣
性 기질	▸어떤 일을 뚫고 나가는 마음(將軍의 德性) ▸觀照하는 聖人의 지혜(聖人의 德性) ▸생명력, 추진력(君火보단 相火) ▸충고나 회초리(날카로운 지성) ▸순진하고 천진난만함	▸폭력, 과격기질 ▸매정함 ▸혁명기질 ▸빈정대는 성격
情 감정 몸상태	▸부끄러움 ▸기분이 좋은 간지럼 ▸웃음, 유모어 감각, 센스 ▸아이를 볼 때의 귀여운 느낌	▸시기, 질투 ▸모욕감 ▸분노로 인한 몸의 전율 ▸살기를 느낄 때 소름

3) 소양경이 치료할 수 있는 것

① 소양경이 치료하는 것은 궐음경厥陰經 : 궐음병 환자 ― 병명도 불분명한데 자기 증상에 대해 굉장히 많이 알고 있는 사람, 의사에게 강의하는 환자.

② 변화무쌍한 병은 소양지기가 강한 것 ➡ 소양경의 승격勝格을 씀.

❺ 소음경少陰經

1) 소음지기少陰之氣의 기운

① 기운의 성격

▸부드럽고 섬세함, 야들야들하고 아래에서 위로 꼬불꼬불 상승하며 번성하는 기운.

▸신명나는 에너지.

▸모든 에너지를 고양시키는 힘.

▸따뜻하면서도 상승하는 열감.

▸소모시켜 남을 성숙시켜주는 에너지(소모성).

味	色	聲	質	香	
苦(吸)	赤	徵(ㄴ·ㅇ)	熱	볶을 때 구수한내	메주 뜨는 냄새

② 기운의 취상

식물		동물
아름답고 수려, 화사하나, 약하고 섬세, 꼬불꼬불한 형상, 예민하며, 청초함.	난, 부자, 술, 익모초	털 난 짐승

2) 소음경少陰經이 주관하는 성정문제

① 욕망과의 관계

		욕망	생체리듬		正氣(적당)	邪氣(과항)		
少陰	2차 욕망	성욕 예술욕	감성리듬 (E.) 주기(28)	만 족	오르가즘, 기쁨 환상감, 열정 희열감, 환희	음탕 방탕, 방종 쾌락주의	쾌락	君火 ☲ 離火
太陽				불 만	경계의식, 긴장감, 조심성, 순수함	겁쟁이, 용렬 의혹,의심, 배심감, 불안감 니힐리즘, 허무주의	공포감	寒水 ☵ 坎水

② 성향, 감정

	正氣	邪氣
性 기질	▸열정적인 성향. ▸감성주의, 감각주의. ▸부드럽고 섬세함. ▸탐미주의, 예술적, 미적.	▸쾌락주의 ▸방탕, 방종 ▸나르시즘.
情 감정 몸상태	▸기쁨, 희열감. ▸환상감, 황홀경.	▸음란심 ▸사치심.

❻ 양명경陽明經

1) 양명조기陽明燥氣의 기운

① 기운의 성격

‣ 날카롭고 뻣뻣하고 견고하며, 한 방향으로만 쭉 뻗는 기운.

‣ 칼과 같은 정확하며 건조하고 凉하고 투명함.

‣ 유형의 생명의 근원(相火之氣는 無形의 생명의 근원).

‣ 골격, 뼈대, 기초공사의 성질(인체는 골격) – 외부로부터 보호해 주려는 기운.

‣ 불변의 에너지(風은 가변의 에너지).

‣ 패거나 부수고 쪼개는 기운, 숙살지기肅殺之氣.

味	色	聲	質	香	
辛	白	商(ㄱ·ㅋ)	發散	자극적인 신취, 매우면서 쏘는 내	고추냄새

② 기운의 취상

식물		동물
일단 키가 크고 솜털이나 가시가 많음, 섬유질이 많아 거칠고 단단, 마르고 건조, 발산작용에 량한 느낌.	가시나무, 반하, 남성, 호초, 필발, 개자	갑각류

2) 양명경陽明經이 주관하는 성정문제

① 욕망과의 관계

		욕망	생체리듬	正氣(適當)	邪氣(過亢)		
太陰	1차 욕 망	재물욕 식욕 음욕	신체리듬 (P.) 주기()	만 족	획득감, 포만감 부유감, 풍요감 안락주의, 느긋함	교만함, 지루함 나태함, 비대함 편이주의	안심	濕土 ☱ 兌澤
陽明				불 만	청빈함, 배고픔 청정한마음, 공정함 투명함, 속을 잘드러냄	거지근성, 궁상맞음 상실감, 갈증, 궁상 허기감, 공허감	초초감	燥金 ☶ 艮山

② 성향, 감정

	正氣	邪氣
性 기질	▸ 냉철하고, 치밀하며 정확한 성향 ▸ 청빈, 청정하며 공정함 ▸ 의지가 굳고 곧음, 불변성 ▸ 속을 잘 드러냄 ▸ 자기 방어적 성향 ▸ 희생정신	▸ 차갑고 딱딱함 ▸ 변통이 없음 ▸ 무미건조함 ▸ 거지 근성, 궁상맞음
情 감정 몸상태	▸ 빠릿빠릿함 ▸ 깨끗한 느낌, 초롱초롱 ▸ 날카로움 ▸ 공허함	▸ 배고픔, 허기감 ▸ 갈증, 매마름 ▸ 초초감 ▸ 상실감

3) 양명경이 치료할 수 있는 것

① 수태음手太陰(재물관계)와 족태음足太陰(음식관계)을 치료.

② 부의 축적, 과식, 상식傷食 등에 의해 생긴 병.

③ 자기 멋대로 하는 사람을 치료.

7. 십이경락 해설

오행(形의 盛衰)과 육기(氣의 多少)의 결합체.

1) 12經과 감정과의 관계

① 7情의 문제

▶ 마음에 드는 것이 極하면 ➡ 욕망

▶ 마음에 안 드는 것이 極하면 ➡ 분노

② 육장육부六臟六腑와 의식과의 관계

識情	6經(6臟)		惡	6經(6腑)
識	心包	⇆	不識	三焦
意	脾	⇆	失望·挫折	胃
喜	肝	⇆	怒	膽
愛	心	⇆	惡	小腸
樂	肺	⇆	哀	大腸
欲	腎	⇆	恐	膀胱
陰	긍정	⇆	陽	부정

활투사암침법

2) 12經과 천지 음양의 관계

節氣	經絡	干	동물	색깔	支	方	時	行	
立春 雨水	足少陽膽經	寅	호랑이	청보라색	甲	東	春	木	
驚蟄 春分	手陽明大腸經	卯	토끼	백색					
淸明 穀雨	足太陽膀胱經	辰	용	흑색	乙				
立夏 小滿	手厥陰心包經	巳	뱀	적보라색	丙	南	夏	火	
亡種 夏至	手少陰心經	午	말	적색					
小暑 大暑	足太陰脾經	未	양	황색	丁				太極
立秋 處暑	手少陽三焦經	申	원숭이	적광색	庚	西	秋	金	
白露 秋分	足陽明胃經	酉	닭	진한미색					
寒露 霜降	手太陽小腸經	戌	개	적자주색	辛				
立冬 小雪	足厥陰肝經	亥	돼지	청색	壬	北	冬	水	
大雪 冬至	足少陰腎經	子	쥐	흑자주색					
小寒 大寒	手太陰肺經	丑	소	연한미색	癸				

십이경락

❶ 수궐음심포경 手厥陰心包經 : 사巳

심포心包는 의식, 지식에 관계되는 기관이다. 유용무상有用無相하
며 일체의 지성활동에 해당하고 의식불명, 기억력상실, 열등감
등 의식에 대한 각성제 역할을 한다.

1〉 수궐음심포경기 手厥陰心包經氣의 특징

심포心包의 상화지기相火之氣와 궐음의 소유욕이 혼합된 상황.

① 지식, 의식의 저장창고(소유심) - 유명무형有名無形

◈ 뇌를 주관하는 기본적인 섭취욕, 미묘한 소유감각.

◈ 독서하고 싶은 마음, 기억작용, 명명하는 것, 기록하는 것.

◈ 배우고 가르치는 일체의 지적 활동을 담당.

◈ 무형의 어떤 기운에 대해서 상당히 날카로운 흡수 작용.

② 자신감, 자기애, 자기 사랑

③ 미개연화未開蓮花

④ 항상 전진하는 길을 밝혀주는 의미 - 리더 자격(지식적인 리더)

◈ 헤드라이트

▶ 족소양 헤드라이트 : 광채가 큰 의미

▶ 수궐음 헤드라이트 : 광채보다 그 기능이 큰 의미

◈ 사람을 밝고 명랑하게 해줌.

◈ 남 앞으로 나서는 것, 리더, 등불.

⑤ 쉽게 지치는 기관

2〉 심포지기心包之氣 성격의 사람

① 항상 전진하며 남 앞으로 나서기 좋아하는 사람, 리더십이 있는 사람.

② 손바닥이 보들보들하면서 푸르뎅뎅, 가운뎃손가락에 실핏줄 발달한 사람.

③ 독서를 하기 좋아하고 기억력이 좋은 사람, 기록하기 좋아하는 사람.

3〉 수궐음심포경의 취상取象

① 개괄 – 오행五行상 상화相火, 육기六氣상 風木

節氣	經絡	卦象		干	동물	支	方	時	行
立夏 小滿	手厥陰心包經	厥陰 – 風木 – 巽 心包 – 相火 – 震	☴ ☳	益	巳	뱀	丙	南	夏	火

② 동물취상 : 뱀

형태상으로 머리가 몸통에 비해 작다. 보호색이 있다. 두꺼비와 상극이다. 정적인 동물로 명석, 영악, 비밀스럽고 교활하며 지혜를 상징한다.

뱀 – 巳 – 手厥陰心包經	
서식처	열대와 온대
형태	몸은 길고 다리는 퇴화되어 없고, 입이 크다. 혀는 길고 두 갈래이며, 털이 없다. 머리가 몸통에 비해 작다. 보호색이 있다.
활동 성향	겨울잠을 자고 여름에 활동함. 영양분의 저장능력이 강하고 굴속에 모여 삶. 배를 땅에 붙이고 기어 다님. 허물을 벗음. 시각은 떨어지지만, 혀로 보고 듣는 감각이 있다.
번식	알을 낳는다. 한번 교합하면 며칠을 떨어지지 않는다.
성격	돼지와 천적이고, 두꺼비를 먹으면 죽는다. 관찰하기를 좋아한다. 성격이 급하고 사악.
상징	간사, 요물의 대명사. 천년을 묵으면 승천하여 용이나 이무기가 되는 영물. 명성, 영악, 비밀스럽고 교활하며 지혜를 상징..

③ 유물적 취상 – 그릇은 火요, 내용물은 風木인 것.

◈ 불난 집 부채질, 장작에 불붙이기, 바람 불다가 벼락 맞음

④ 유심적 취상

◈ 따뜻한 햇살에 산들바람.

◈ 이른 봄날, 4수 끝에 대학 입학.

◈ 선거에 낙선 후 국무총리 임명 .

◈ 분수 모르고 날뛰다 갑자기 주제 파악하는 상황.

◈ 밤새 수학 문제 풀기.

❷ 족궐음간경 足厥陰肝經 : 해亥

간肝은 장군지관將軍之官이요, 모려출언謀慮出焉 한다. 인체 내의 방패 역할을 한다.

1〉 족궐음간경기足厥陰肝經氣의 특징

① 나라고 하는 것, 자기애와 관계있음 - 자기 보호본능 담당.

◈ 도당徒黨의 결성을 잘 함 - 단합심, 결합심.

◈ 단합하는 힘은 권력을 낳으므로 권력욕, 야심을 주관.

② 간肝 - 장군지관將軍之官, 모려출언謀慮出言.

◈ 간은 승기承氣, 투혼鬪魂을 나타냄. 쩨쩨하면 간염의 원인.

◈ 간에는 위엄이 있다. 배짱, 장군감, 영웅심, 근엄.

◈ 교활한 것도 모르고 힘으로 밀어붙이는 저돌성 - 간 크다.

③ 우리 인체 내에서 방패와 같은 역할을 함(외부에 대한 경계선이 足太陽, 手太陽이라면 생존 경쟁과의 방어선은 厥陰經임).

④ 바람과 관계가 있음.

◈ 간기肝氣를 기르기 위해서는 風浴을 함.

◈ 간이 튼튼하면 바람의 침범을 안 받는다 - 내가 바로 바람이니까.

⑤ 풍風 : 본래 있는 것, 수승화강水升火降하다 보니 생기는 것, 土金이 왔다 갔다 해서 생긴 것.

활투사암침법

⑥ 궐厥 : 뭔가 거대한 것, 편한 것, 뭔가 부풀어 오른 것, 풍선과 같은 생각, 대장부 기질.

2〉 족궐음간경 성격의 사람

① 현대는 스트레스로 발생한 소양지기의 울화鬱火시대이다.

② 남이 뭐라고 하던 자기 주관대로 버티고 행동하는 사람.

③ 교활한 것도 모르고 힘으로 밀어붙이는 저돌성을 지닌 사람.

④ 거만한 놈, 싸가지 없는 놈, 권력을 빙자하는 놈.

⑤ 지나치게 근육형 체질.

3〉 족궐음간의 취상

① 개괄 – 오행상 木, 육기상 風木 – 천부경락天府經絡

節氣	經絡	卦象			干	동물	支	方	時	行
立冬 小雪	足厥陰肝經	厥陰 – 風木 – 巽 肝 – 木 – 巽	☴	風	亥	돼지	壬	北	冬	水

② 동물취상 : 돼지, 멧돼지

몸통보다 머리가 크다. 성장, 번식력이 빠르다. 식욕이 좋고 욕심이 많다. 지방이 많아 더위에 약하다. 습기가 많으면 병에 잘 걸린다. 집착력이 강하다. 고집이 세고 투혼과 승기가 강하다. 모든 것을 취하고 포용하는 능력이 있다.

돼지 – 亥 – 足厥陰肝經	
서식처	전 세계
형태	콧구멍이 크고 납작, 앞쪽을 향함. 몸통이 머리나 다리, 꼬리에 비해 훨씬 큼. 윗입술이 더 큼(독맥발달). 땀구멍이 퇴화, 피하지방이 많아 추위와 더위에 약함
먹이	채소를 좋아하고 새우젓을 먹으면 죽음. 뱀을 잡아 먹음
활동 성향	성장이 빠르고 번식력이 왕성. 넓은 코끝으로 흙을 파헤쳐서 핥는 버릇 있음. 운동성이 둔해 배부르면 어디나 눕고 새끼를 깔아 죽이기도 한다
번식	봄가을이 좋은 분만 육성시기, 한번에 10~18마리로 다산
성격	얼굴이 항상 웃는 것 같음. 식욕이 좋고, 욕심이 많음. 바닥이 습하면 병에 걸리기 쉬움. 겁이 많고 지저분 고집이 세고 투혼과 승기가 강
상징	게으름, 식충이, 다산다육성, 탐욕, 지저분, 불청결. 겁쟁이

③ 유물적 취상 – 그릇도 木요, 내용물도 木인 것.

◈ 면류관, 바람에 흔들이는 나뭇가지, 퉁소, 낙엽, 돛단배, 방풍림, 대나무 부채.

④ 유심적 취상

◈ 도서관 문을 나설 때(지식에 만족).

◈ 책 사러 서점 가는 것.

◈ 판자촌에 세단 – 차 몰고 감.

◈ 암도 고치고 매스컴 타기.

❸ 수태양소장경手太陽小腸經 : 술戌

수태양소장경手太陽小腸經은 오행상 화火, 육기상六氣上 수水로 족태양방광경足太陽膀胱經과는 달리 따뜻한 물, 즉 인체의 혈에 해당한다고 볼 수 있다. 방위로는 토土이고, 변화로는 육수六水요, 술戌은 금궁金宮의 종정이고, 나아가 수水를 창조하는 시작이 되기도 한다. 무토戊土는 서북西北에 있으므로 외화外化 작용은 할 수 없고 내화內化 작용만이 가능하다.

1〉 수태양소장경기手太陽小腸經氣의 특징

火의 형形에 水의 기운이 첨가된 것. 수화즉제水火卽濟.

① 따뜻한 물의 기운으로 인체에서 피의 기능을 지님.

◈ 인체에는 血(지구에는 용암)로 일체의 혈병血病을 다스림.

◈ 水의 성질로 熱을 치료한다.

◈ 피는 방어활동을 한다.

◈ 정精 : 生의 원동력, 밖으로 나가서 활동하려 함. 피를 한 번 더 증류한 것.

◈ 피 : 死의 원동력, 밖으로 나가서는 활동 못함. 水가 火를 받아 생성된 것.

② 소장小腸의 기능활성 – 영양 흡수, 체온 조절, 비별청탁泌別淸濁

③ 방위로는 토土, 변화로는 육수六水, 지지地支는 술戌. 戌은

금궁金宮의 종정이고, 나아가 水를 창조하는 시작이다. 술토戊土는 서북西北에 있어 외화外化작용은 할 수 없고, 내화內化작용만이 가능하다.

2〉 수태양소장의 취상

① 개괄 – 오행상 君火, 육기상 寒水

節氣	經絡	卦象			干	동물	支	方	時	行
寒露霜降	手太陽小腸經	太陽 – 寒水 – 坎 小腸 – 君火 – 離	☵☲	旣濟	戊	개	辛	西	秋	金

② 동물취상 : 개

주인에게 충성심이 강하다. 시각이 약하고 청각과 후각이 발달되어 직관력이 특출하다. 항상 입을 벌리고 혀를 내민 채 호흡. 개의 천적은 호랑이.

	개 – 戊 – 手太陽小腸經
서식처	전세계적으로 인간이 사육. 인간과 가장 친근
형태	빛깔과 크가·무늬는 품종에 따라 변화가 많다. 귓바퀴는 삼각형이며 귀를 잘 세우며 눈동자는 원형. 땀샘이 없음. 청각과 후각이 발달되었으나 시각은 약하다
먹이	잡식
활동성향	재빠르게 잘 돌아다닌다. 직관성이 특출하다. 더우면 혀를 내놓고 숨을 쉰다
번식	
성격	스스로를 지키려는 조심성이 많아 도둑을 잘 지킴. 사람을 잘 따르고, 성질이 온순, 영리하며 인간에게 헌신적임
상징	유럽에서는 개가 유령, 저승사자를 볼 수 있다고 함

③ 유물적 취상 - 그릇은 火요, 내용물은 水인 것.

◈ 열대지방의 호수, 개기일식, 한여름의 소나기.

④ 유심적 취상

◈ 전쟁후의 황폐.

◈ 주택 복권의 아차상.

◈ 불난 집에 물 끼 없기.

◈ 포르노 구경 중에 정전(애로➡ 긴장).

❹ 족태양방광경足太陽膀胱經 : 진辰

인체 내에 있는 저수지와 같으며, 그 기가 가장 웅대하나 찬 기운이 강하고 관문의 덕을 가지고 있다. 또한 긴장성에 해당하니 정숙함이 있다. 방위는 토±이고 변화는 수水인데 수토가 동덕同德하여 형을 완성하는 곳이다. 5+1=6은 수화작용水化作用을 의미. 진(辰, 청명, 곡우)으로부터 비가 내리기 시작하여 장마철이 된다.

1〉 족태양방광경기足太陽膀胱經氣의 특징

① 족대양足大洋 – 인체의 바다

◈ 물의 덕성德性 – 생명의 근원, 순수성, 평등성, 침묵.

◈ 눈에 해당 – 세상의 모든 더럽고 추악한 것을 덮어줌.

➡ 순수의 상징. 청순의 상징.

② 외부로부터의 방어 경계선 – 몸의 위험을 느낄 때의 긴장 경계·깨어있는 상태(공포를 담당).

③ 관문關門의 덕을 가짐 – 제일 먼저 사邪가 침범하는 경經.

④ 무엇을 치밀하게 조사하는 정밀성 ➡ 정밀성이 火하면 신腎의 기교技巧가 出.

⑤ 처음에 긴장으로 부동不動했다가 다음에 동動하는 성질을 가짐.

2〉 방광지기膀胱之氣 성격의 사람

① 족태양방광경足太陽膀胱經의 여자는 정숙 - 방광기膀胱氣가 없으면 음란淫亂.

② 묵묵히 아주 고요히 관觀하며, 침묵하고 정숙한 사람 - 성인의 관觀하는 지혜에 해당.

③ 냉정한 사람 - 무뚝뚝한 냉정(少陽은 톡톡 쏘는 냉정).

④ 치밀하게 조사하는 정밀성을 가진 사람.

3〉 족태양방광의 취상

① 개괄 - 오행상 水, 육기상 寒水 - 천부경락天府經絡

節氣	經絡	卦象			干	動物	支	方	時	行
淸明 穀雨	足太陽膀胱經	太陽 - 寒水 - 坎 膀胱 - 水 - 坎	☵	水	辰	용	乙	東	春	木

② 동물취상 : 용

용은 인간에게 길사를 알려주는 상서로운 동물이다. 물과 하늘을 오르내린다. 비늘이 있고 여의주를 물고 있다.

	용 – 辰 – 足太陽膀胱經		
서식처	水와 관계 깊어 깊은 못이나 바다(용궁)에 산다		
형태	환상의 동물로 모습은 뱀과 비슷하며, 사슴은 닮은 두 개의 뿔과 소를 닮은 귀와 귀신을 닮은 눈을 갖고 있으며, 4개의 다리에는 날카로운 발톱이 있고, 비늘로 덮여 있다		
활동성향	여의주를 입에 물어 조화를 부리며, 날개 없이 하늘을 날며, 춘분에는 하늘을 오르며 추분에는 연못에 잠긴다. 나타날 때 비와 천둥을 동반한다		
번식			
성격			
상징	吉事를 알려주는 상서로운 동물		

③ 유물적 취상 —그릇도 水요, 내용물도 水인 것.

◈ 겨울의 냉수마찰, 겨울 밤하늘의 만월, 설상가상.

④ 유심적 취상

◈ 겨울밤의 공동묘지 탐험.

◈ 정글에서 길 잃은 후 만난 식인종.

활투사암침법

❺ 수태음폐경 手太陰肺經 : 축丑

모든 경락의 기시경起始經으로 폐경肺經은 사람에게 넉넉한 마음, 보유함, 여유감, 안락감을 준다. 인체의 장기 가운데 탄력성이 가장 뛰어난 장기가 폐肺이고, 폐肺라는 글자는 '육肉'과 '폐市'의 구성에서 알 수 있듯이 모든 기氣의 교환이 이루어지는 장소이며 오행상五行上 금金, 육기상六氣上 토土로 되어 있어 탄력성이 있다.

1〉 수태음폐경기手太陰肺經氣의 특징

▸ 태음太陰의 土의 기운과 양명陽明의 조燥의 기운이 혼합된 상황

① 폐肺 : 月+市 – 시장의 성질은 무엇이 왔다갔다 물건이 교환되는 곳.

◈ 빈번한 교환의 기운.

◈ 쓸데없는 요리 조리 굴리는 통밥, 의심, 생각 – 비脾는 허약해짐.

② 넉넉한 마음, 부유함, 여유감, 안락감 – 일등의식, 엘리트 의식, 기백氣魄.

③ 탄력성.

④ 저축심.

2〉 수태음폐경手太陰肺經 성격의 사람

① 뚱뚱해서 습濕은 있는데, 머리는 빨리 돌아가는 사람.

② 부지런하면서도 무언가 갈구하는 사람.

③ 쓸데없는 요리 조리 굴리는 통밥, 의심, 생각하는 사람.

3〉 수태음폐경의 취상

① 개괄 - 오행상 金, 육기상 습토濕土

節氣	經絡	卦象			干	동물	支	方	時	行
小寒 大寒	手太陰肺經	太陰 - 濕土 - 兌 肺 - 金 - 艮	☱ ☶	咸	丑	소	癸	北	冬	水

② 동물취상 : 소

두대신소頭大身小하다. 임맥任脈과 관련된 아랫입술이 발달하였다. 되새김질을 한다. 울음소리가 '음'에 유사하다. 성격은 유순하고 희생적이며, 우직, 믿음, 성실성, 참을성이 강하고 순종적이다. 어머니를 상징한다. 완성의 의미가 있다.

활투사암침법

	소 - 표 - 手太陰肺經
서식처	전세계
형태	頭大身小. 아랫입술(任脈)이 발달
먹이	초식
운동성	느릿느릿하지만 끈기가 있다. 되새김질을 함. 울음소리가 '음'에 유사
번식	
성격	유순하고 희생적이며, 우직, 믿음성, 참을성이 강하고 순종적
상징	부지런함, 우직함, 믿음성의 상징. 어머니, 완성을 상징

③ 유물적 취상 - 그릇은 金이요, 내용물은 濕土인 것.

◈ 볼펜딱딱+잉크, 만년필, 유조선, 엔진, 고무, 계란, 인대, 물렁뼈.

④ 유심적 취상

◈ 고도리로 돈 잃고 포커로 돈 딴다.

◈ 점심 굶고 저녁은 두 배로.

◈ 목마를 때 물마시기.

◈ 사막에서 오아시스 발견.

◈ 단잠을 깨우는 탁상시계 소리.

❻ 족태음비경足太陰脾經 : 미未

지미地味를 먹고사는 비脾는 인체의 중앙토中央土로서 인간의 사고력을 길러준다. 비주운화脾主運化 기능이 있고, 중앙토中央土는 변화하는 능력이 있으니 모든 기氣를 소통하고 운전하는 역할을 한다.

1〉 족태음비경기足太陰脾經氣의 특징

① 중앙토 : 땅의 덕성德性 - 모든 것을 포용함.

◈ 문의 지도리·축, 문의 중심의 역할.

◈ 애매함, 갈등이 많다 - 연구심, 또는 추리력에 해당.

◈ 여유로움과 윤택함 - 승부욕, 비교의식이 없음.

◈ 만족도를 주관 - 지족知足할 줄 아는 분수를 아는 사람.

② 비주사말脾主四末 - 자동차 운전 능력 같은 것, 변화하는 능력.

◈ 바퀴, 새의 발, 날개와 같은 역할 - 王보다는 참모(宰相에 비유) 역할.

◈ 비늘 있는 고기는 水性이지만 발날개·지느러미는 모두 비脾.

◈ 병변病變에 변화무쌍하게 대처하는 저항능력 - 어떤 변화에도 잘 적응.

③ 노래를 주관하는데 리듬보다는 고저를 조절.

④ 기억에 해당 : 심유소억자心有所憶者 위의야爲意也라(마음에 기억하는 바가 뜻임).

2〉 족태음비경 성격의 사람

① 매사에 지족知足할 줄 아는 분수를 아는 사람.

② 어떤 변화에도 잘 적응하는 사람.

③ 王보다는 참모(宰相에 비유) 역할을 잘 하는 사람.

④ 연구심, 또는 추리력이 있는 사람.

⑤ 승부욕, 비교의식이 없는 사람.

⑥ 애매하게 대답하며, 갈등이 많은 사람.

3〉 족태음비경의 취상

① 개괄 - 오행상 土, 육기상 濕土 - 천부경락天府經絡

節氣	經絡	卦象			干	動物	支	方	時	行
小暑 大暑	足太陰脾經	太陰 - 濕土 - 兌 脾 - 土 - 兌	☱	澤	未	양	丁	南	夏	火

② 동물취상 : 양

두소신대頭小身大하다. 장이 발달하였다. 결백성이 있어 불결한 것은 먹지 않으며 먹이는 건조하다. 습濕한 곳에서는 금방 죽는다. 성격은 순하다. 의심이 많아 잘 놀라고 외부 침입에 잘 흔들린다. 완성의 의미가 있다.

	양 - 未 - 足太陰脾經
서식처	전세계
형태	頭小身大하다. 腸이 발달하였다
먹이	건조한 것이면 아무 것이나 다 잘먹는다
활동 성향	濕한 곳에서는 금방 죽는다. 결백성이 있어 불결한 것은 먹지 않음
번식	
성격	순한 성격이며, 의심이 많아 잘 놀라고 외부 침입에 잘 흔들림
상징	결백, 순함을 상징

③ 유물적 취상 - 그릇도 土요, 내용물도 土인 것.

◈ 물 고인 웅덩이, 습지, 샘, 하천, 지하수, 자궁속의 아이, 찹쌀떡.

④ 유심적 취상

◈ 밥 먹고 난 뒤 포만감.

◈ 편안히 쉴 때 지루감.

◈ 조개 먹고 진주 나올 때.

◈ 주운 복권 1등 당첨됨.

❼ 수소양삼초경手少陽三焦經 : 신申

   오행상 상화相火, 육기상 상화相火로 삼초三焦는 유명무형有名無形하며 지식의 배설작용을 한다. 즉 삼초지기三焦之氣는 어린아이의 천진, 순진무구함과 같으며 정신적인 차원에서 보면 만족하는 지혜, 유머감각, 풍자, 해학이 있고 죽음에 관한 것에 해당된다. 또한 수소양삼초경手少陽三焦經은 상화相火와 상화相火의 만남이나 열보다는 광光적인 차원에 해당한다고 본다. 스승이나 성인, 지도자와 같이 남을 키워 각성된 상태를 말하며, 천진성·회귀성을 상징 한다.

1〉 삼초지기三焦之氣의 특징

   ① 알듯 모를 듯 애매하게 갈등 비슷하면서도 중앙토中央土는 아닌 중간자적인 것 - 구溝와 같다.

   ◈ 『의학입문醫學入門』 - 「상초여무上焦如霧, 중초여구中焦如溝, 하초여독下焦如瀆」.

      ※ 구溝: 거품이 부글부글 일고 있는 도랑, GAS가 있는 상황

      ▶ 확실히 아는 것   - 독瀆과 같고,

      ▶ 전혀 모르는 것   - 무霧와 같고,

      ▶ 알듯 모를 듯한 것   - 구溝와 같다.

  ➡ 아는 것, 모르는 것, 알듯 모를 듯한 것이라는 의미를 가짐.

② 일원지기一元之氣 : 『의학입문醫學入門』 − 「애애라, 관삼초묘용이후觀三焦妙用以後에 지장부이이동知臟腑異而同 동이이同而異, 분지칙위십이分之則爲十二요, 합지칙위삼초合之則爲三焦요, 삼초역일초야三焦亦一焦也, 초자焦者 원야元也니 일원지기이이의一元之氣而已矣라.」

③ 熱보다는 光적인 차원의 소양지기少陽之氣 − 더운 에너지가 흐르지만 熱보다는 光적인 차원, 빛 쪽.

④ 순진하면서도 관할 줄 알지만 남을 키울 수 있는 성인聖人의 덕성德性.

◎ 순진무구, 천진성(三焦之氣의 正氣) − 아무것도 모르는 사랑스런 느낌.

◎ 유머 감각, 날카로운 풍자.

◎ 관觀하는 지혜, 엄한 덕성德性, 공부심.

◎ 죽음에 관한 것.

2〉 삼초지기三焦之氣 성격의 사람

① 야비하거나 비굴하지 않음. 고고함.

② 무엇이든지 시작이 빠르다. 결단력이 있다.

③ 쌀쌀맞으면서 뭐든지 잘 모르겠다고 하는 것.

④ 남을 성숙시켜 줄 수 있고, 남에게 관심을 쏟을 줄 아는 사람.

⑤ 눈, 리더, 지도자와 같은 능력을 가진 사람(철학가, 명상가).

⑥ 유머감각이 뛰어나고, 날카로운 센스를 가짐(지나치면 잔소리꾼).

　　※ 웃음

　　▶ 足少陰 신腎의 웃음 : 오르가즘 때 만족의 웃음

▶ 手少陰 심心의 웃음 : 깔깔거리며 호탕한 웃음

▶ 手少陽 삼초三焦의 웃음 : 악질적이며 빈정거리는 웃음

3〉 수소양手少陽 삼초三焦의 취상

① 개괄 – 오행상 相火, 육기상 相火 – 천부경락天府經絡

節氣	經絡	卦象		干	動物	支	方	時	行
立秋 處暑	手少陽三焦經	少陽 – 相火 – 震 ☳ 三焦 – 相火 – 震 ☳	雷	申	원숭이	庚	西	秋	金

② 동물취상 : 원숭이

	원숭이 – 申 – 手少陽三焦經
서식처	중국남부, 버어마, 아프리카
형태	몸길이 0.5~0.7m. 어두운 색깔. 꼬리가 짧고 얼굴 부위에는 털이 없고 붉음. 눈썹사이가 좁으며, 앞다리는 사람의 손과 같고 뒷발은 매달리기에 적합. 손이 발보다 김. 입이 크고 튀어나왔고 윗입술(독맥)이 발달. 30~40마리가 단체생활하며 우두머리가 리더
먹이	바나나, 나뭇잎, 꽃, 나무열매 등
활동 성향	나무에 잘 오름. 직립가능. 앞발을 손과 같이 사용. 썩은 것은 절대 먹지 않음. 호기심이 많아 흉내를 잘내고 동물 중 유일하게 웃음. 후각 퇴화, 시각 발달
번식력	一産一子
성격	흉내를 잘 냄. 영리, 지혜로우나 경박하고 수동적인 공격과 모성본능이 강함
상징	조롱, 해학, 유머, 풍자적인 의미

③ 유물적 취상 - 그릇도 火요, 내용물도 火인 것.

◈ 돋보기로 모은 빛, 한여름의 온실, 번개로 인한 화재, 미사일의 헤드라이트Head Light.

④ 유심적 취상

◈ 소매치기 당하고 집에 돌아오다가 깡패한테 맞았다.

◈ 버스 안에서 급브레이크를 밟아서 넘어졌는데, 내릴 때 또 다시 계단에서 미끄러져 넘어졌다.

❽ 족소양담경足少陽膽經 : 인寅

오행상 목, 육기상 상화相火로서 담膽은 중정지관中正之官으로 마음의 중심을 잡아주고, 살피고 견제하는 힘이 있다. 담경膽經의 성격은 뜨겁지는 않으나 밝은 달에 비유되며 음습한 곳을 밝게 비추어 주는 광명이며 관觀함과 같다.

1〉 담경기운膽經氣運의 특징

▶ 소양少陽의 발산력과 궐음厥陰의 흡취력이 혼합된 기운.

① 흥분, 발기Erection의 에너지.

◈ 혁명정신, 도전적, 대담함.

◈ 지나치면 잔혹함.

◈ 모험심 - 새로운 세계에 대한 도전.

◈ 기이함, 이행, 개성적 끼의 원동력.

② 아주 간절한 충고의 기운.

◈ 남의 버릇을 고치고, 충고를 하고, 개혁하려는 기운.

◈ 불의를 못 참는 정의감.

◈ 지나치면 잔소리, 참견, 간섭이 됨.

③ 중정지관中定之官, 편견 없는 마음.

◈ 충성스러운 의로움.

◈ 수치심, 반성하는 마음.

◈ 담자膽者 결단출언決斷出言이라. 담자膽者 청정지부淸淨之腑라.

: 『의학입문醫學入門』- 「이재異哉라, 담야膽也여! 무출입규
이부어간지엽간無出入竅而府於肝之葉間하고 수색금정水色金精이니 명청부
부이피호위지사오名淸浮府而避乎胃之私汚라.」

※ 수색금정水色金精 - 바닷물 색(푸른색)에 殺氣, 決斷의 성격을 말함.

④ 올바른 길은 인도하는 빛과 같은 성인의 덕성德性.

◈ 약간의 열감熱感만 있으면서 비추어주는 빛의 기운.

◈ 달빛, 형광등, 반딧불, 자동차의 헤드라이트 같은 불빛.

2) 족소양담경足少陽膽經의 취상

① 개괄 - 오행상 木, 육기상 相火

節氣	經絡	卦象			干	동물	支	方	時	行
立春 雨水	足少陽膽經	少陽 - 相火 - 震 膽 - 木 - 巽	☳ ☴		恒	寅	호랑 이	甲	東	春	木

② 동물취상 : 호랑이

	호랑이 - 寅 - 足少陽膽經
서식처	우리나라 비롯한 아시아 전역
형태	몸길이 1.8~2.5m. 누런 색깔에 검은 불규칙 줄무늬. 다리가 통통하며 잘 달림. 이빨은 톱 같고 송곳니가 발달하였고, 앞발이 크고, 발톱은 갈고리 같이 날카로움. 수염 끝은 뾰족하며, 혀는 손바닥크기만 함. 몸체에 비해 頭의 비율이 큼
먹이	사슴, 멧돼지, 가축, 때로는 사람
활동 성향	나무에는 못 오르나, 헤엄을 잘 침. 용감하고 위엄이 있다. 눈·코·귀가 발달해서 먼 곳의 먹이도 앎
번식	一多妾주의로 한번에 2~3마리
성격	흉폭함. 포효가 있으며, 날쌘 투쟁의 용력이 있고, 능동적인 공격을 잘함
상징	神靈한 것, 왕, 위엄, 영웅, 독재자, 통치가, 장군 등의 상징

③ 유물적 취상 -그릇은 木이요, 내용물은 火인 것. 形은 木, 質은 火.

◈ 풍력발전, 회초리, 번개를 동반한 태풍, 숯, 횃불.

④ 유심적 취상

◈ 거만한 여자가 바람맞음.

◈ 멋진 아가씨와 차를 마신 후 당당하게 계산하러 갔으나 돈이 없다.

◈ 자동차회사 사장이 운전면허에서 떨어진다.

❾ 수소음심경 手少陰心經 : 오午

심心은 군주지관君主之官이고 심장신心藏神한다. 신명神明의 극치이며 무아의 상태를 말한다. 오행상 화火, 육기상 화火로서 심心은 정열의 상징이고, 미적인 감각을 말하고, 에너지를 고양시켜주며 현명함·지혜, 특히 아주 밝은 지혜를 말한다.

1) 수소음심경기手少陰心經氣의 특징

　① 심군주지관心君主之官 – 인체의 중심, 신神을 간직함. 인체의 꽃.

　　◈ 신神

　　　▶ 음양陰陽을 측정할 수 없는 神

　　　▶ 양정이상박자兩精而相搏者 위지신爲之神(陰陽이 만났을 때의 神)

　　◈ 수소음심手少陰心의 에너지 계발은 신神과 접촉하는 순간.

　　◈ 아주 밝은 지혜에 비유. 내면적 지혜의 밝음과 내명적 성찰의 의미.

　② 불의 덕성 – 자기를 소모시켜 남을 성숙시켜줌.

　　◈ 정열의 상징.

　　◈ 죽음에서 오는 환희감, 무아지경에서 오는 즐거움.

　　◈ 즐거움 중 최고 상급 즐거움, 미묘한 흥분, 황홀경, 희열감.

　　◈ 신명神明나는 에너지 – 깔깔대는 웃음, 청춘의 상징, 명랑성.

　　◈ 예술적인 감각. 미적인 감각 – 멋이 있으면서 약간 사치

스러움, 유행, 패션의 창조력.

◎ 모든 에너지의 고양은 수소음심경手少陰心經의 힘 - 얼어붙은 경락을 녹인다.

③ 신속성이 있음. 명석함. 즉각 판단하는 능력.

◎ 자기애自己愛중에서도 감상적인 애정을 가지고 있는 것.

◎ 예술적인 감각. 미적인 감각이 있는 사람.

◎ 멋이 있으면서 약간 사치스러움, 유행, 패션의 창조력.

◎ 내면적 지혜의 밝음과 내면적 성찰을 하는 사람.

◎ 신속성이 있고 명성하면서 즉각 판단하는 능력이 있는 사람.

2〉 수소음심경의 취상

① 개괄 - 오행상 君火, 육기상 君火 - 천부경락天府經絡

節氣	經絡	卦象			干	동물	支	方	時	行
亡種 夏至	手少陰心經	少陰 - 君火 - 離 心 - 君火 - 離	☲ ☲		火	午	말	丙 丁	南	夏	火

② 동물 취상 : 말

	말 - 午 - 手少陰心經
서식처	전세계.
형태	頭狀이 크고 다리가 튼튼함. 근육 발달. 갈기, 말총이 발달(督脈발달)
운동성	태어나자마자 걸을 수 있으며, 잘 때도 선체로 잠. 매우 경쾌하고 신속하게 달리며, 앞으로 굽힐 줄을 모름
번식	매우 큰 성기를 가지고 있음. – 정력의 상징
성격	화려한 장식을 좋아하고 청결. 온순하고 영리하지만, 정열적. 미적감각이 뛰어남. 靜하기보다 動하기를 좋아함. 독단성 추구
상징	대지신, 농업신, 경쾌, 정력, 神性에 가까운 에너지 고양상태

③ 유물적 취상 – 그릇도 君火요, 내용물도 君火인 것.

◈ 여름날의 만원버스, 여름날 온풍기, 폭탄주, 맞불.

④ 유심적 취상

◈ 불난 집에 담배꽁초 던지기.

◈ 사막의 자동차 경주선수.

◈ 베토벤의 광란.

◈ 더운 여름날 정오의 섹스Sex.

◈ 무더운 여름날에 애정영화 보기.

⑩ 족소음신경足少陰腎經 : 자子

오행상 수水, 육기상 화火로서 정精이고 기름에 해당한다고 보아 근원적인 에너지의 공급처라고 볼 수 있다.

1〉 족소음신경기足少陰腎經氣의 특징
① 정력精力에 관계되는 근원적인 에너지.
◎ 정精은 혈血의 백미.
◎ 자기 에고Ego를 내던질 수 있는 정력精力 - 자기를 죽이고 들어간 것, 자기 죽음.
◎ 오르가즘 : 본래 자기의 내면의 에고Ego가 사라지면서 오는 환희경.
◎ 종족보존의 본능 이상의 그 무엇.
② 신자腎者 기교출언技巧出焉이라.
◎ 끈기, 집중력을 상징.
◎ 순발력이 뛰어나 운동을 잘하고 매사에 정확함.
③ 마음의 순수성, 무아지경.

2〉 족소음신경足少陰腎經 성격의 사람
① 얼굴이 매혹적, 얼굴이 불그죽죽. 자줏빛 색깔 좋아함.
② 마음이 순수하고 정숙한 여인.

③ 끈기, 집중력이 뛰어난 사람.

④ 순발력이 뛰어나고 운동을 잘하며 매사에 정확한 사람.

3〉 족소음신경의 취상

① 개괄 - 오행상 水, 육기상 君火

節氣	經絡	卦象			干	動物	支	方	時	行
大雪 冬至	足少陰腎經	少陰 - 君火 - 離 腎 - 水 - 坎	☲ ☵	未濟	子	쥐	壬 癸	北	冬	水

② 동물 취상 : 쥐

음적이나 양적으로 보인다. 야행성이며 다리는 짧고 땅에 거의 붙어 다니나 빠르고 조동하는 성질을 가졌다. 머리가 몸에 비해 작다. 습지를 싫어하고 건조한 곳을 좋아한다. 사람으로 보면 순발력이 뛰어나 운동을 잘하고 매사에 정확하다.

	쥐 - 子 - 足少陰腎經
서식처	원산지는 북부 습지대
형태	頭가 體에 비해 작음. 꼬리가 몸보다 김. 귀가 둥글고 큼. 다리가 짧음
먹이	잡식성
활동성향	야행성. 앞니가 계속 자라므로 이를 억제하기 위해 무엇이든지 계속 갉음
번식	번식력이 매우 강하고, 보통 한번에 6~7마리의 새끼를 낳음
성격	濕한곳에서 살며 순발력이 뛰어나고 매사에 정확. 빠르고 조동하는 성질
상징	재산을 모은다. 다산. 부유

③ 유물적 취상 – 그릇은 水요, 내용물은 君火인 것

◈호롱불, 기름, 수중 섹스Sex, 겨울에 피는 꽃, 술, 용암, 석유.

④ 유심적 취상

◈ 공포에서 탈출.

◈ 불가능한 걸작을 완성.

◈ 재회(걱정➡기쁨).

◈ 달로 간 신혼여행.

◈ 스키장에서의 에로스.

⑪ 수양명대장경 手陽明大腸經 : 묘卯

동방목東方木에 해당하며, 계절적으로는 춘春으로 경, 춘분이 이에 속하며 십이지十二支로는 묘卯에 해당한다. 양명조금陽明燥金으로 인체의 골격 즉, 기초적 뼈대를 양명陽明에 비유할 수 있다. 양명陽明의 성질은 다소 뻣뻣하고, 견고하고, 건조하며, 키가 쭉쭉 자라는 형상이며, 마른 체질이고, 숙살지기가 있는데, 이는 수양명대장경의 기시혈起始穴인 상양商陽으로 둘째손가락이 사물을 가리킬 때의 기와 일치한다. 수양명대장경의 취상은 귀가 커서 소리에 민감하고 피부의 땀샘이 적어 습濕을 싫어하고 변便이 건조하다. 이 경락은 가장 투명하고 양명하므로 속에 있는 열이나 병이 잘 드러난다.

1〉 수양명대장기 手陽明大腸氣의 특징

① 금金의 정기精氣 - 조燥, 량凉, 숙살지기肅殺之氣.
◈ 건조하며, 딱딱하고 날카로우면서 량하고 쭉쭉 뻗는 형상.
◈ 강하게 두드려 패거나 쪼개며 부수는 기운.
◈ 가장 투명한 에너지.
◈ 칼과 같이 정확하고 치밀한 계산력.
◈ 뜻이 굳고 의지가 굳은 불변의 에너지.
② 깨끗함, 그 자체.

◈ 초롱초롱하고 깨끗하며, 청빈한 마음.

◈ '나는 아무것도 없는 사람이다'라는 생각을 넣어주는 경락.

◈ 너를 생각하게 하는 경락.

◈ 법관, 통치자, 관리 같이 질서를 바로잡는 일 – 바른 기운.

③ 골격, 뼈대, 기초공사에 해당(인체는 골격) – 자기방어의 기운.

◈ 유형의 생명의 근원(相火之氣는 無形의 생명의 근원).

◈ 외부로부터 무언가 보호해주는 덕, 다른 자기 보존의 지혜.

◈ 자기를 죽이며 보호하는 기운.

2〉 수양명대장경手陽明大腸經의 취상

① 개괄 – 오행상 金, 육기상 燥金 ➡ 천부경락天符經絡

節氣	經絡	卦象		干	動物	支	方	時	行
驚蟄 春分	手陽明大腸經	陽明 – 燥金 – 艮 大腸 – 金 – 艮	☶	山	卯	토끼	甲	東	春	木

② 동물취상 : 토끼

귀가 크다. 앞니가 발달하였다. 땀구멍이 거의 없다. 몸통이 커서 음적陰的이다. 변이 동그랗고 푸석하다. 예민하고, 성질이 급하고, 의심이 많으며, 호기심이 강하다. 겉으로는 음적陰的, 내적으로는 양적陽的인 사람을 상징한다.

토끼 – 卯 – 수양명대장경	
서식처	전세계
형태	몸길이 0.3~0.5m. 주로 흰색을 띰. 귀가 크고, 땀구멍이 작음. 앞니가 발달되어 있음. 큰 위와 맹장으로 대식함. 앞발이 상대적으로 짧고 뒷발이 김
먹이	초식
활동성향	후각이 발달하여 냄새에 날카롭게 반응하고, 귀가 커서 소리에 민감하여 잘 놀람. 뒷발이 발달하여 언덕아래로만 달리고, 언덕위로는 못 달림
번식	교미다음에 배란이 있고, 교미 시간이 짧다
성격	습을 싫어하고, 변이 건조. 산후 놀라면 새끼를 죽인다. 잘 놀란다. 유순함
상징	유순, 귀여움의 상징

③ 유물적 취상 -그릇도 火요, 내용물도 火인 것.

◈ 맷돌, 권총, 사막의 마른 선인장, 다이아몬드.

④ 유심적 취상

◈ 시험장에 수험표 안 가져갔을 때.

◈ 무척 배고픔, 아주 초초한 상태.

◈ 한 생각을 죽이는 것.

◈ 너무 남 위주로 생각해서 주눅이 든 것.

⑫ 족양명위경足陽明胃經 : 유酉

서방금西方金에 해당하며 계절적으로는 추秋로 백로, 추분이 이에 속하며 십이지十二支로는 유酉에 해당한다. 괘상으로 산택손山澤損으로 하괘下卦인 택澤의 밑바닥 흙을 줄여 상괘上卦인 산山 흙을 높이는 것으로 못이 깊어질수록 산은 높아지는 형상이다.

따라서 하下에서 취해 상上을 늘림에 있어서 되도록 적게 취하고, 어쩔 수 없이 취하므로 그 성의가 아랫사람에게 충분히 납득된다. 위胃는 주조희습主燥喜濕 하는데 자신의 희습喜濕함을 손損하면서 인체의 정상생리를 유지한다.

1) 족양명위경기足陽明胃經氣의 성질

▶ 위토胃土의 토기土氣와 양명陽明의 금기金氣가 혼합된 기운.

 ① 만물을 육성시키는 땅의 덕성德性.

  ◈ 인체 내의 밭과 같은 기운.

  ◈ 성숙시키면서 성숙의 열熱을 보호.

  ◈ 종자種子는 신경腎經, 키우는 것은 위경胃經.

  ◈ 정성精誠의 상징 - 보호해주고 육성하는 간절한 精誠.

 ② 화습化濕하면서 분해하는 기운.

  ◈ 음식물을 맷돌같이 분해하는 역할.

  ◈ 위胃 - 주조희온主燥喜溫하는데 자기의 희습喜濕을 손(損, 卦象

山澤損 – 못이 깊어질 수로 산은 높아지는 형상으로 下에서 취해 上을 늘림에 있어서 되도록 적게 취하고 어쩔 수 없이 取하므로 그 성의가 아랫사람에게 충분히 납득된다)**하면서 인체의 정상 생리를 유지.**

◈ 모래를 뿌려서 불을 끄는 것(大腸의 경우는 담을 쌓은 방패로 막는 것)

③ 곧은 기운 – 하강下降을 담당.

◈ 일에 대한 추진력.

◈ 이해득실, 시비논쟁이 한낱 일장춘몽一場春夢이라고 생각함.

◈ 정직한 마음.

◈ 너무 강하면 고집이 세다.

◈ 중심이 있는 사람 – 거둘 때 거두고 뿌릴 때 뿌린다.

※ 고집

▶ 少陽 고집 : 건드리기만 하면 화내는 고집(개성형).

▶ 太陰 고집 : 어떻게 해서든 돈을 벌겠다는 고집(집착형).

▶ 陽明 고집 : 헌신하며 날카로움이 있는 고집(청빈형).

2〉 족양명위경의 취상

① 개괄 – 오행상 土, 육기상 燥金

節氣	經絡	卦象			干	동물	支	方	時	行
白露 秋分	足陽明胃經	陽明 – 燥金 – 艮 胃 – 土 – 兌	☶ ☱	損	酉	닭	辛	西	秋	金

② 동물 취상 : 닭

부리, 발톱, 벼슬이 발달했고, 형태상 음적陰的이나 공격성이 강하다. 모래주머니가 있으며, 날개는 있으나 퇴화하였고 오습^惡^濕하며 모래목욕을 한다. 위계질서를 유지하고, 소리에 민감하다. 조급하여 주위를 흩뜨리고 호전적이다. 기개가 있고 호전적인 사람, 골목대장 등을 상징한다.

닭 – 酉 – 足陽明胃經	
서식처	전세계
형태	날개가 작아서 잘 날지 못함. 다리는 크고 튼튼하며, 달음질에 적당하다. 날카롭고, 튼튼하며 짧은 부리. 가슴부위에 먹이 저장소낭이 있다. 모래주머니가 있다. 벼슬이 있다.
먹이	곡식, 곤충, 지렁이
활동성향	달음질을 잘하나 날지를 못함. 날카로운 공격성을 가짐. 습을 싫어하여 모래목욕을 한다. 소리에 민감하다. 부리로 헤치며 먹이를 찾는 습성이 있으며, 어둠을 싫어하고 새벽에 운다. 꼭끼오의 'ㄱ,ㅋ'의 陽明의 소리를 낸다.
번식력	一多妾주의. 교미시간이 짧으며, 卵生이며 많은 알을 낳는다.
성격	날카로운 성격임. 귀소본능이 있다. 이리저리 돌아다니길 좋아함. 뽐내길 잘함
상징	기개가 있고 호전적인 사람, 골목대장 등을 상징한다.

③ 유물적 취상

◈ 광산, 말뚝 박힌 호박, 백사장 오아시스, 금괴가 모래에 묻힌 것.

◈ 여행가다 돈 떨어 질 때.

◈ 등산가서 길 잃었을 때.

◈ 밥 잘 먹고 식중독 걸리는 것.

제3장 치료원칙 및 보사법

1. **상합**相合, **교상합**交相合, **합병, 복합 치료**

1) 상합 원칙

육장과 육부를 대립시킨다.

① 수태음手太陰 ↔ 수양명手陽明

② 족태음足太陰 ↔ 족양명足陽明

③ 수소음手少陰 ↔ 수태양手太陽

④ 족소음足少陰 ↔ 족태양足太陽

⑤ 수궐음手厥陰 ↔ 수소양手少陽

⑥ 족궐음足厥陰 ↔ 족소양足少陽

2) 교상합 원칙

① 수태음手太陰 ↔ 족양명足陽明

② 족태음足太陰 ↔ 수양명手陽明

③ 수소음手少陰 ↔ 족태양足太陽

④ 족소음足少陰 ↔ 수태양手太陽

⑤ 수궐음手厥陰 ↔ 족소양足少陽

⑥ 족궐음足厥陰 ↔ 수소양手少陽

3) 복합 치료

상합, 교상합 및 기타의 방법으로 특정 혈을 혼합하여 치료한다.

2. 보사법補瀉法

여러 가지 보사법이 많으나 사암침법 운용 시 주로 활용되는 보사법補瀉法에 대해서만 살펴본다.

1) 영수보사迎隨補瀉

침첨針尖이 경락의 유주 방향과 같게 자침刺針하는 것이 보補요, 침첨針尖이 경락의 유주 방향과 반대로 자침刺針하면 사瀉가 된다.

① 영이탈지위사迎而脫之爲瀉

② 수이제지위보隨而濟之爲補

2) 원보방사圓補方瀉; 捻轉補瀉

① 보필용원補必用圓

② 사필용방瀉必用方

대지향전위보大指向前爲補, 대지향후위사大指向後爲瀉

3) 호흡보사呼吸補瀉

① 호입흡출위보呼入吸出爲補

② 흡입호출위사吸入呼出爲瀉

4) 구륙보사九六補瀉

구九는 기수奇數이므로 보법補法시 구수九數를 써야하고, 육六은 우수偶數이므로 사법瀉法에는 육수六數를 쓴다.

5) 개합보사開闔補瀉

① 출침후급안침혈出針後急按針穴(補)

② 출침후만안침혈出針後慢按針穴(瀉)

6) 서질보사徐疾補瀉

① 서입질출위보徐入疾出爲補

② 질입서출위사疾入徐出爲瀉

3. 자침금기刺針禁忌

❶ 무자대취無刺大醉 영인기란令人氣亂 : 기자물취己刺勿醉
   – 크게 술 취한 사람에게는 침을 놓지 않는다.

❷ 무자대노無刺大怒 영인기역令人氣逆 : 신자물노新刺勿怒
   – 크게 노한 사람에게는 침을 놓지 않는다.

❸ 무자대로인無刺大勞人 : 신자물로新刺勿勞
   – 많이 일하고 온 사람에게는 침을 놓지 않는다.

❹ 무자신포인無刺新飽人 : 기자물포己刺勿飽
   – 과식한 사람에게는 침을 놓지 않는다.

❺ 무자대기인無刺大饑人 : 기자물의己刺勿儀
   – 크게 굶주리고 있는 사람에게는 침을 놓지 않는다.

❻ 무자대갈인無刺大渴人 : 기자물갈己刺勿渴
   – 크게 갈증이 있는 사람에게는 침을 놓지 않는다.

❼ 무자대량인無刺大涼人 : 필정기기내자지必定其氣乃刺之
   – 크게 추위를 느끼는 사람에게는 침을 놓지 않는다.

❽ 승차래자乘車來者 : 와이체지臥而體之 여식경내자지如食頃乃刺之
   – 차를 타고 온 사람은 조금 여유를 가지고 자침한다.

❾ 출행래자出行來者 : 좌이체지坐而體之 여행십리경내자지如行十里頃乃刺之
   – 걸어 온 직후에는 침을 놓지 않는다.

낙랑노부시침가

樂浪老父施針歌

침지리방현미針之理方玄微하니 찰음양이보사察陰陽而補瀉라.

남지좌방위양男之左方爲陽이오 여지우방위양女之右方爲陽이라.

오전시방위양午前時方爲陽이오 오후시방위음午後時方爲陰이라.

남좌비지위보男左批之爲補오 여우비지위보女右批之爲補라.

보지비방구구補之批方九九오 사지비방육육瀉之批方六六이라.

법구구이삼육法九九而三六은 수지소양소음數之少陽少陰이라.

우구구이육육又九九而六六은 수지노양노음數之老陽老陰이라.

혈유육십육혈穴有六十六穴하니 물실경이심혈勿失經而尋穴하라.

좌수탐기혈처左手探其穴處하니 이조접이절십以爪攝而切十하라.

우지수방지침右之手方持針하고 진중하이천심珍重下而淺深이라.

보자천이입심補者淺而入深하고 사직심이천출瀉直深而淺出하여

조이하자위보爪而下者爲補오 조이출자위사爪而出者爲瀉라

경경비자무통輕輕批者無痛이오 급급비자유통急急批者有痛이라

대기빈자극경對其賓者極敬이오
박맹수자무사搏猛獸者無私라
하침급이상혈下針急而傷血이오
출침급이상기出針急而傷氣라.
침망종기경락針芒從其經絡하여
보자수이사영補者隨而瀉迎하라
보구구이폐지補九九而閉之하고
사육육이불폐瀉六六而不閉라.
유혈흔칙의폐有血痕則宜閉나
사지불폐의당瀉之不閉宜當이라.
식지전후물침食之前後勿針하라
침칙혼도불성針則昏倒不省이라.
식전자칙위공食前者則爲空이오
식후자칙위실食後者則胃實이라.
혼도불성미첩昏倒不省未捷이든
유동음식최의流動飮食最宜라.
견기전이화지見機轉而和之를
용병자지유권用兵者之有權이라.
병재좌이침우病在左而針右하고
병재우이침좌病在右而針左하라.
자오지법물론子午之法勿論하라
사암경지최의舍岩經之最宜라.
명기심이물망銘其心而勿忘하라.
응기수이유공應其手而有功이라.
락랑성서로부樂浪城西老父는
노기졸이가부露其拙而歌賦하노라.

4. 12경락의 정격·승격·한열보사 및 오수혈

1) 사암보사선용혈舍岩補瀉選用穴 조견표早見表
: 허즉보기모, 실즉사기자

十二經	虛證의 境遇(正格=補하려면)				實證의 境遇(勝格=瀉하려면)			
	補		瀉		補		瀉	
肺	太白	太淵	少府	魚際	少府	魚際	陰谷	尺澤
大腸	三里	曲池	陽谷	陽谿	陽谷	陽谿	通谷	二間
胃	陽谷	解谿	臨泣	陷谷	臨泣	陷谷	商陽	厲兌
脾	少府	大敦	大敦	隱白	大敦	隱白	經渠	商丘
心	大敦	少衝	陰谷	少海	陰谷	少海	太白	神門
小腸	臨泣	後谿	通谷	前谷	通谷	前谷	三里	小海
膀胱	商陽	至陰	三里	委中	三里	委中	臨泣	束骨
腎	經渠	復溜	太白	大谿	太白	大谿	大敦	湧泉
心包	大敦	中衝	陰谷	曲澤	陰谷	曲澤	太白	太陵
三焦	臨泣	中渚	通谷	液門	通谷	液門	三里	天井
膽	通谷	俠谿	商陽	竅陰	商陽	竅陰	陽谷	陽輔
肝	陰谷	曲泉	經渠	中封	經渠	中封	少府	行間

활투사암침법

2) 사객한열선용혈舍客寒熱選用穴 조견표早見表

十二經	寒證의 境遇(熱하게 하려면)				熱證의 境遇(寒하게하려면)			
	補		瀉		補		瀉	
肺	少府	魚際	尺澤	陰谷	尺澤	陰谷	太白	太淵
大腸	陽谷	解谿	二間	通谷	二間	通谷	陽谷	解谿
胃	解谿	陽谷	內庭	通谷	內庭	通谷	三里	委中
脾	大都	少府	陰陵泉	陰谷	陰陵泉	陰谷	太白	大谿
心	少府	然谷	少海	陰谷	少海	陰谷	少府	然谷
小腸	陽谷	崑崙	前谷	通谷	前谷	通谷	小海	三里
膀胱	陽谷	崑崙	前谷	通谷	前谷	通谷	三里	委中
腎	少府	然谷	陰谷	少海	陰谷	少海	太白	大谿
心包	少府	勞宮	曲澤	少海	曲澤	少海	太白	太陵
三焦	支溝	崑崙	液門	通谷	液門	通谷	支溝	崑崙
膽	陽補	陽谷	俠谿	通谷	俠谿	通谷	委中	陰陵泉
肝	行間	少府	陰谷	曲泉	陰谷	曲泉	太衝	太白

3) 12경락의 오수혈五兪穴 조견표早見表

陰 經	井木	滎火	兪土	經金	合水
肺經(金)	少商	魚際	太淵	經淵	尺澤
心經(火)	少衝	少府	神門	靈道	少海
心包經(火)	中衝	勞宮	大陸	間使	曲澤
脾經(土)	隱白	大都	太白	商丘	陰陵泉
腎經(水)	湧泉	然谷	太谿	復溜	陰谷
肝經(木)	大敦	行間	太衝	中封	曲泉
陽 經	井金	滎水	兪木	經火	合土
大腸(金)	商陽	二間	三間	陽谿	曲池
小腸(火)	少澤	前谷	後谿	陽谷	少海
三焦(火)	關衝	液門	中渚	支溝	天井
胃經(土)	厲兌	內庭	陷谷	解谿	三里
膀胱(水)	至陰	通谷	束骨	崑崙	委中
膽經(木)	竅陰	俠谿	臨泣	陽輔	陰陵泉

활투사암침법

사암침법 경혈도

舍岩針法　經穴圖

❶ 수태음폐경手太陰肺經 정격正格 · 승격勝格

폐정격肺正格 – 태백, 태연 / 소부, 어제

폐승격肺勝格 – 소부, 어제 / 음곡, 척택

폐정격肺正格 Lung ＋

+ ● … 補
− ○ … 瀉

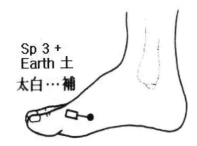

Sp 3 ＋
Earth 土
太白…補

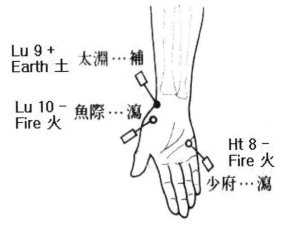

Lu 9 ＋
Earth 土   太淵…補

Lu 10 −
Fire 火   魚際…瀉

Ht 8 −
Fire 火
少府…瀉

폐승격肺勝格 Lung −

+ ● … 補
− ○ … 瀉

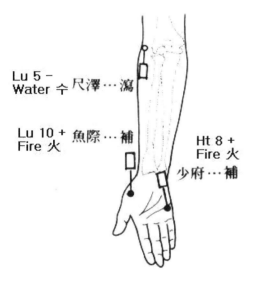

Lu 5 −
Water 水 尺澤…瀉

Lu 10 +
Fire 火 魚際…補

Ht 8 +
Fire 火
少府…補

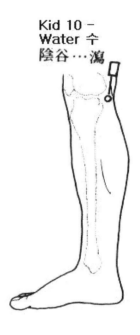

Kid 10 −
Water 水
陰谷…瀉

❷ 족양명위경足陽明胃經 정격正格 · 승격勝格

위정격胃正格 – 양곡, 해계 / 임읍, 함곡

위승격胃勝格 – 임읍, 함곡 / 상양, 여태

위정격胃正格 Stomach +

+ ● … 補
− ○ … 瀉

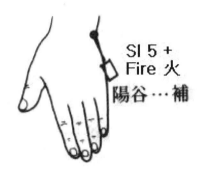

SI 5 +
Fire 火
陽谷 … 補

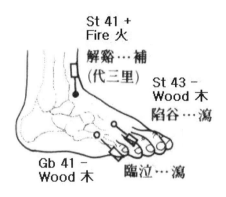

St 41 +
Fire 火
解谿 … 補
(代三里)

St 43 −
Wood 木
陷谷 … 瀉

Gb 41 −
Wood 木

臨泣 … 瀉

활투사암침법

위승격胃勝格 Stomach −

+ ● … 補
− ○ … 瀉

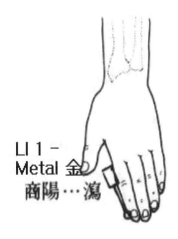

LI 1 −
Metal 金
商陽 … 瀉

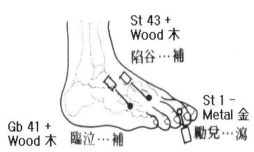

St 43 +
Wood 木
陷谷 … 補

St 1 −
Metal 金
勵兌 … 瀉

Gb 41 +
Wood 木
臨泣 … 補

사암침법 경혈도   121

❸ 족태음비경足太陰脾經 정격正格 • 승격勝格

비정격脾正格 − 소부, 대도 / 대돈, 은백

비승격脾勝格 − 대돈, 은백 / 경거, 상구

비정격脾正格 Spleen +

+ ● … 補
− ○ … 瀉

Ht 8 +
Fire 火
少府 … 補

Liv 1 −
Wood 木
大敦 … 瀉

Sp 1 −
Wood 木
隱白 … 瀉

大都 … 補

Sp 2 +
Fire 火

비승격脾勝格 Spleen −

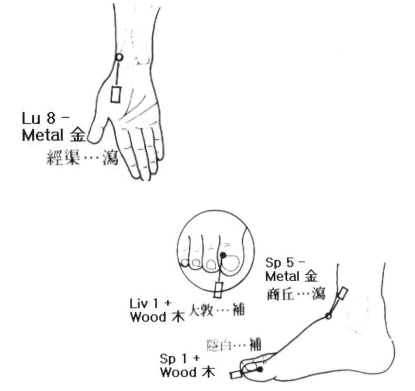

Lu 8 −
Metal 金
經渠⋯瀉

Sp 5 −
Metal 金
商丘⋯瀉

Liv 1 +
Wood 木 大敦⋯補

隱白⋯補

Sp 1 +
Wood 木

사암침법 경혈도　　123

❹ 수양명대장경_{手陽明大腸經} 정격_{正格} • 승격_{勝格}

대장정격_{大腸正格} - 삼리, 곡지 / 양곡, 양계

대장승격_{大腸勝格} - 양곡, 양계 / 통곡, 이간

대장정격_{大腸正格} Large Intestine ＋

+ ● … 補
− ○ … 瀉

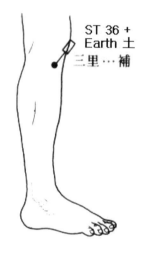

ST 36 ＋
Earth 土
三里 … 補

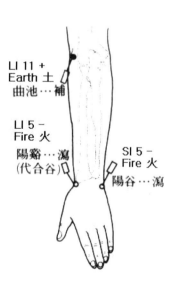

LI 11 ＋
Earth 土
曲池 … 補

LI 5 −
Fire 火
陽谿 … 瀉
(代合谷)

SI 5 −
Fire 火
陽谷 … 瀉

대장승격<small>大腸勝格</small> Large Intestine −

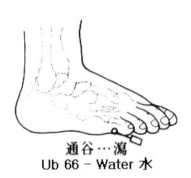

通谷 … 瀉
Ub 66 − Water 水

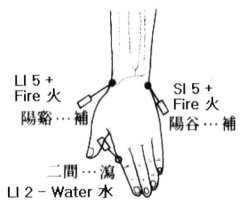

LI 5 +
Fire 火

陽谿 … 補

SI 5 +
Fire 火

陽谷 … 補

二間 … 瀉
LI 2 − Water 水

❺ 수소음심경 手少陰心經 **정격**正格 • **승격**勝格

심정격心正格 – 대돈, 소충 / 음곡, 소해

심승격心勝格 – 음곡, 소해 / 태백, 신문

심정격心正格 Heart +

+ ● … 補

− ○ … 瀉

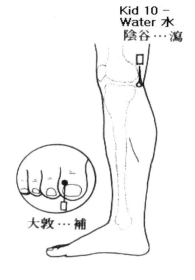

Kid 10 −
Water 水
陰谷 … 瀉

大敦 … 補

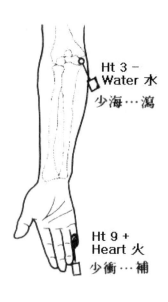

Ht 3 −
Water 水
少海 … 瀉

Ht 9 +
Heart 火
少衝 … 補

심승격心勝格 Heart −

+● ⋯ 補
− ○ ⋯ 瀉

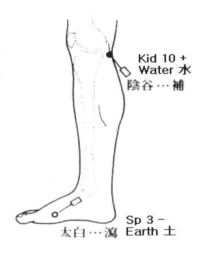

Kid 10 +
Water 水
陰谷 ⋯ 補

Sp 3 −
太白 ⋯ 瀉 Earth 土

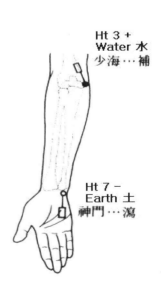

Ht 3 +
Water 水
少海 ⋯ 補

Ht 7 −
Earth 土
神門 ⋯ 瀉

❻ 족태양방광경足太陽膀胱經 정격正格 • 승격勝格

방광정격膀胱正格 - 상양, 지음 / 삼리, 위중

방광승격膀胱勝格 - 삼리, 위중 / 임읍, 속골

방광정격膀胱正格 Urinary Bladder +

+ ● … 補
− ○ … 瀉

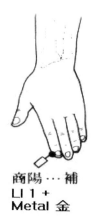

商陽 … 補
LI 1 +
Metal 金

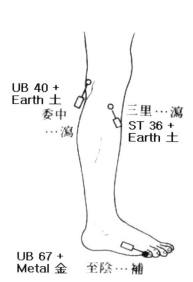

UB 40 +
Earth 土
委中
… 瀉

三里 … 瀉
ST 36 +
Earth 土

UB 67 +
Metal 金   至陰 … 補

방광승격膀胱勝格 Urinary Bladder −

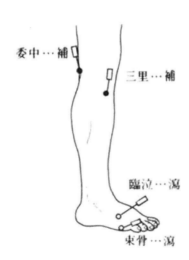

委中…補

三里…補

臨泣…瀉

束骨…瀉

❼ 족소음신경足少陰腎經 **정격**正格 • **승격**勝格

신정격腎正格 – 경거, 부류 / 태백, 태계

신승격腎勝格 – 태백, 태계 / 대돈, 용천

신정격腎正格 Kidney ＋

+ ● … 補
− ○ … 瀉

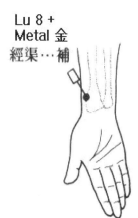

Lu 8 ＋
Metal 金
經渠…補

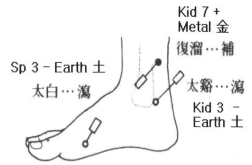

Kid 7 ＋
Metal 金
復溜…補

Sp 3 − Earth 土
太白…瀉

太谿…瀉
Kid 3 −
Earth 土

신승격腎勝格 Kidney −

Liv 1 − Wood 木

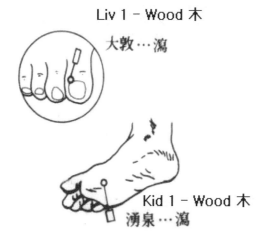

大敦 … 瀉

Kid 1 − Wood 木

湧泉 … 瀉

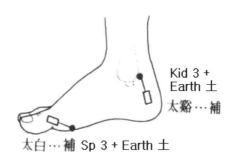

Kid 3 +
Earth 土

太谿 … 補

太白 … 補 Sp 3 + Earth 土

❽ 수태양소장경手太陽小腸經 정격正格 • 승격勝格

소장정격小腸正格 - 임읍, 후계 / 통곡, 전곡

소장승격小腸勝格 - 통곡, 전곡 / 삼리, 소해

소장정격小腸正格 Small Intestine +

+ ● … 補
- ○ … 瀉

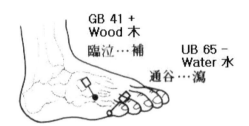

GB 41 +
Wood 木
臨泣…補

UB 65 -
Water 水
通谷…瀉

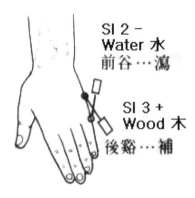

SI 2 -
Water 水
前谷…瀉

SI 3 +
Wood 木
後谿…補

활투사암침법

소장승격<small>小腸勝格</small> Small Intestine −

+ ● … 補
− ○ … 瀉

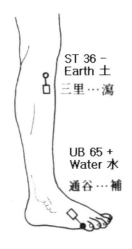

ST 36 −
Earth 土
三里…瀉

UB 65 +
Water 水
通谷…補

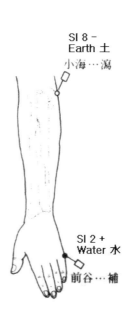

SI 8 −
Earth 土
小海…瀉

SI 2 +
Water 水
前谷…補

사암침법 경혈도

133

❾ 족궐음간경足厥陰肝經 정격正格 • 승격勝格

간정격肝正格 – 음곡, 곡천 / 경거, 중봉

간승격肝勝格 – 경거, 중봉 / 소부, 행간

간정격肝正格 Liver ＋

+ ● … 補
– ○ … 瀉

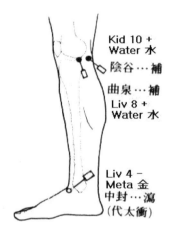

Kid 10 ＋
Water 水
陰谷…補
曲泉…補
Liv 8 ＋
Water 水

Liv 4 –
Meta 金
中封…瀉
(代太衝)

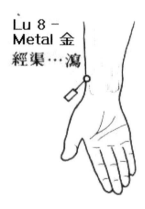

Lu 8 –
Metal 金
經渠…瀉

간승격肝勝格 Liver −

+ ● … 補
− ○ … 瀉

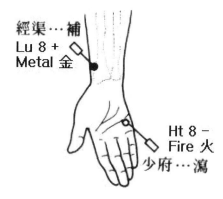

經渠…補
Lu 8 +
Metal 金

Ht 8 −
Fire 火
少府…瀉

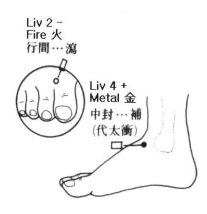

Liv 2 −
Fire 火
行間…瀉

Liv 4 +
Metal 金
中封…補
(代太衝)

사암침법 경혈도

135

⑩ 수소양삼초경手少陽三焦經 정격正格 • 승격勝格

삼초정격三焦正格 - 임읍, 중저 / 통곡, 액문

삼초승격三焦勝格 - 통곡, 액문 / 삼리, 천정

삼초정격三焦正格 Triple Energizer +

+ ● … 補
− ○ … 瀉

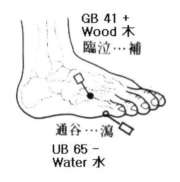

GB 41 +
Wood 木
臨泣 … 補

通谷 … 瀉
UB 65 −
Water 水

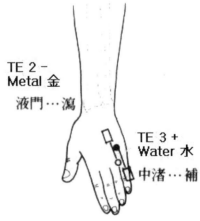

TE 2 −
Metal 金
液門 … 瀉

TE 3 +
Water 水
中渚 … 補

삼초승격三焦勝格 Triple Energizer −

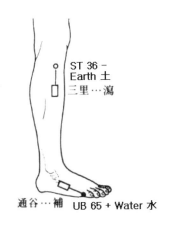

ST 36 −
Earth 土
三里⋯瀉

通谷⋯補　UB 65 + Water 水

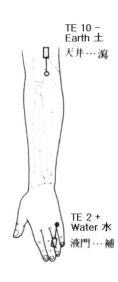

TE 10 −
Earth 土
天井⋯瀉

TE 2 +
Water 水
液門⋯補

⑪ 수궐음심포경 手厥陰心包經 **정격**正格 • **승격**勝格

심포정격心包正格 - 대돈, 중충 / 음곡, 곡택

심포승격心包勝格 - 음곡, 곡택 / 태백, 대릉

심포정격心包正格 Pericardium +

+ ● … 補
− ○ … 瀉

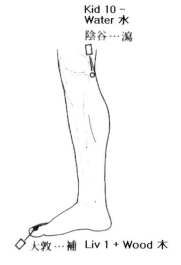

Kid 10 −
Water 水

陰谷 … 瀉

大敦 … 補 Liv 1 + Wood 木

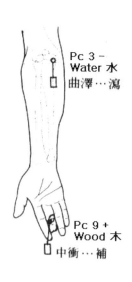

Pc 3 −
Water 水

曲澤 … 瀉

Pc 9 +
Wood 木

中衝 … 補

활투사암침법

심포승격心包勝格 Pericardium −

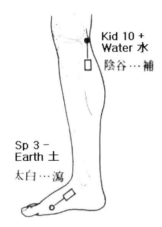

Kid 10 +
Water 水
陰谷 … 補

Sp 3 −
Earth 土
太白 … 瀉

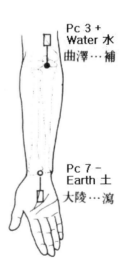

Pc 3 +
Water 水
曲澤 … 補

Pc 7 −
Earth 土
大陵 … 瀉

⑫ 족소양담경足少陽膽經 **정격**正格 • **승격**勝格

담정격膽正格 – 통곡, 협계 / 상양, 규음

담승격膽勝格 – 상양, 규음 / 양곡, 양보

담정격膽正格 Gall Bladder +

+ ● … 補
− ○ … 瀉

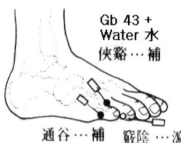

Gb 43 +
Water 水
俠谿 … 補

通谷 … 補 竅陰 … 瀉 Gb 44 −
Ub 66 + Water 水   Metal 金

LI 1 −
Metal 金
商陽 … 瀉

담승격膽勝格 Gall Bladder −

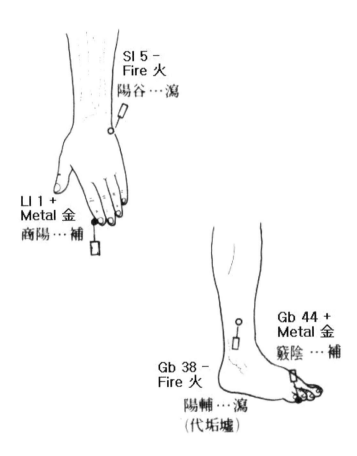

SI 5 −
Fire 火

陽谷…瀉

LI 1 +
Metal 金

商陽…補

Gb 44 +
Metal 金

竅陰…補

Gb 38 −
Fire 火

陽輔…瀉

(代坵墟)

2부

각론

제1장 풍風

1. 의안

풍병風病은 대개 열熱이 심한데서 기인하는 것인데, 항간에서
다만 풍風이라고 말하는 것은 말엽末葉만 말하는 것이며, 근본根本
은 잊은 것이다. 간목肝木의 풍風이 실實해서 졸중卒中하는 것도 아
니요, 또 밖의 풍風에 졸중卒中하는 것도 아니다. 근본적인 원인
은 조식調息을 실조失調하여 심화心火가 폭성暴盛하고, 신수腎水가 쇠
허衰虛하여 능히 제制하지 못하므로, 음陰이 허虛하고 양陽이 실實하
여서, 열기熱氣로 하여금 불울佛鬱케 하고 심신心神으로 하여금 혼모
昏冒하게 만들어, 근골筋骨을 쓰지 못하고 졸도卒倒해서 의식意識이
없는 것이니, 주로 오지(五志; 怒, 喜, 思, 悲, 恐)가 과극過極한데 기인
하는 것이다.

風病多因熱甚俗云風者言末而忘其本也非謂肝木之風實甚而卒中
之亦非外中於風良由將息失宜而心火暴盛腎水虛衰不能制之則陰
虛陽實而熱氣怫鬱心神昏冒筋骨不用而卒倒無所知也多因五志
(喜怒思悲恐)過極而卒中者由五志過極皆爲熱甚故也.

- 『동의보감東醫寶鑑』

열熱이란 풍風의 본체本體로서 풍風이 열熱에서 생生하므로, 열熱로써 본本을 삼고, 풍風으로써 표標를 삼으니 모든 풍증風證을 지닌 사람은 다 풍風에 열熱을 낀 것이다.

熱者風之體也風生於熱以熱爲本而風爲標也凡有風者卽風熱病也.

- 『동의보감東醫寶鑑』

대체로 습생담濕生痰하고, 담생열痰生熱하며, 열생풍熱生風하는 것이다.

凡濕生痰痰生熱熱生風.

- 『동의보감東醫寶鑑』

풍병風病은 선행삭변善行數變하며 백병百病의 장長이다.

黃帝問曰　風之傷人也, 或爲寒熱, 或爲熱中, 或爲寒中,

或爲癘風, 或爲偏枯, 或爲風也,

其病各異, 其名不同, 或乃至五藏六府. 不知其解, 願聞其說.

歧伯對曰　風氣藏於皮膚之間, 內不得通, 外不得泄. 風者,

善行而數變, 腠理開則洒然寒, 閉則熱而悶, 其寒也則衰食飲,

其熱也則消肌肉, 故使人怢慄, 而不能食, 名曰寒熱.

氣與陽明入胃, 循脈而上至目內眥, 其人肥則風氣不得外泄,

則爲熱中而目黃; 人瘦則外泄而寒, 則爲寒中而泣出.

風氣與太陽俱入行諸脈兪, 散於分肉之間, 與衛氣相干,

其道不利, 故使肌肉憤䐜而有瘍; 衛氣有所凝而不行,

故其肉有不仁也. 癘者, 有榮氣熱胕, 其氣不淸,

故使其鼻柱壞而色敗, 皮膚瘍潰. 風寒客於脈而不去,

名曰癘風, 或名曰寒熱.

－『동의보감東醫寶鑑』

　활투사암침법

제二節

以春甲乙傷於風者爲肝風;

以夏丙丁傷於風者爲心風;

以季夏戊己傷於邪者爲脾風;

以秋庚辛中於邪者爲肺風;

以冬壬癸中於邪者爲腎風.

風中五藏六府之兪, 亦爲藏府之風, 各入其門戶所中, 則爲偏風.

風氣循風府而上, 則爲腦風;

風入係頭, 則爲目風眼寒;

飮酒中風, 則爲漏風;

入房汗出中風, 則爲內風;

新沐中風, 則爲首風;

久風入中, 則爲腸風飱泄;

外在腠理, 則爲泄風.

故風者, 百病之長也, 至其變化, 乃爲他病也, 無常方,
然致有風氣也.

– 『황제내경黃帝內徑』

위 내용은 풍병의 기전을 설명한 것이다. 『동의보감』 풍문風門 과 『황제내경』 풍론편風論編의 내용이다.

자연에서 부는 바람은 기압차에 의해서 발생한다. 우리 몸에서의 기압차는 어떻게 볼 수 있을까? 아마도 기의 다소에서 그 편차를 추측해볼 수 있을 것이다. 오행은 형形의 성쇠요 육기는 기의 다소라 하였다. 타고난 바와 치우친 바에 의한 편차는 태음, 양명, 소음, 태양, 궐음, 소양 등의 편차 등으로 나눠 생각해 볼 수 있다. 각각의 태과太過와 불급不及한 상태로 인하여 한쪽으로 크게 치우치면 기기의 편차가 생기고 이것은 바람風을 일으킨다. 따라서 단순하게 간목肝木의 풍이 성하거나 외부의 풍에 적중하는 것이 아닌, 내 안에서의 기기의 편차로 인해 한쪽으로 지나치게 기울게 되고, 이로 인해 풍이 생한다고 설명하고 있다.

다시 한 번 사암도인 침구요결 서문의 '포일신지허실布一身之虛實 심칠정지부침審七情之浮沈, 의자의야醫者意也, 어심필응於心必應, 병자허야病者虛也 유수시령唯手是聆' 구절을 생각해 봐야 할 것이다.

2. 증후별 치법

중풍은 크게 4가지로 나뉜다. 편고偏枯는 한쪽 몸을 쓰지 못하는 것이다. 풍비風痱는 몸은 아프지 않으면서 팔다리를 잘 쓰지 못하는 것이다. 풍의風懿는 갑자기 사람을 알아보지 못하게 되는 것이다. 풍비風痺는 여러 가지 비증과 같은 풍증이다.
본문에서는 편고, 풍비, 풍의와 장부별 풍병을 설명하고 이후에 풍비에 대해서 설명한다.

中風大法有四. 一曰偏枯半身不遂二曰風痱身

無痛四肢不擧三曰風懿奄忽不知人四曰風痺諸痺類風狀.

- 『동의보감東醫寶鑑』

1) 편고偏姑

【見證】 반신불수하고 기육肌肉이 마르고 여위며 골간骨間이 용통容痛하면서 언어는 변하지 않고 지혜智慧가 어지럽지 않은 것으로 사邪가 부腑에 적중된 것이다.

【療法】 반드시 좌병우치左病右治하고, 우병좌치右病左治한다. 비인肥人인 경우는 삼리三里·곡지曲池를 보補하고, 양곡陽谷·양계陽谿를 사瀉한다. 맥脈이 긴삭緊數하며 쉽게 분노하면 상양商陽·규음竅陰을 보補하고 양보陽輔·양곡陽谷을 사瀉한다. 맥脈이 늘어지면서 무도無刀한 경우이면 곡천曲泉·음곡陰谷에 보補하고, 중봉中封·경거經渠에 사瀉한다.

좌병우치 우병좌치의 원리는 『황제내경』「유자논편繆刺論篇」에 그 원리를 밝혀 놓았다. 좌가 성하면 우에 병이 되고 우가 성하면 좌에 병이 된다 하여, 그 치료에 있어서는 마치 지렛대의 원리를 이용하는 것과 같은 것이다. 단, 이것은 경락에 있어서 경맥병經脈病과 낙맥병絡脈病을 구분하여 시행하여야 하고 다른 보사법과 연계하여 더욱 연구가 필요한 부분이다.

비인肥人인 경우는 양명의 기운을 더해주는 대장정격을, 맥긴삭脈緊數에 쉬이 분노를 한다면 소양 중에서도 족소양담경의 소양을 사하기 위한 담승격을, 맥이 힘이 없고 늘어진다면 간정격을 각 각 응용할 수 있다.

2) 풍비風痱

【見證】 신지불란神智不亂, 신체불통身體不痛, 사지불거四肢不擧하면 서, 한쪽 팔은 쓰지 못하며, 급하면 전신이 다 뒤집어지는 증證 으로서 사邪가 장臟에 적중된 것이므로 난치難治에 속한다.

편고偏枯의 치료법에 준해서 응용한다. 맥脈이 아주 긴삭緊數하면 지음至陰·상양商陽을 보하고 삼리三里·양곡陽谷에 사한다.

편고와 풍비를 비교해 보자. 편고란 몸 한쪽이 아프고 말을 제 대로 하며 정신도 똑똑한 것이다. 이것은 병이 힘살分肉과 주리 사이에 있는 것이므로 동원이 말한 것처럼 사기가 부府에 침범한 것이다. 풍비란 몸은 아프지 않으나 팔다리를 쓰지 못하고 말도 하지 못하며 정신이 혼란된 것이다. 이것은 사기가 속에 있는 것 인데 동원東垣이 말한 것처럼 사기가 장臟에 침범한 것이다

풍비 때 몸은 아프지 않고 팔다리를 잘 쓰지 못하며 정신은 혼란하지만 심하지 않고 말하는 것을 약간 알아들으면 치료할 수 있고 심하여 말도 하지 못하면 치료하기 어렵다. 풍비는 오히 려 편고보다 더욱 그 증세가 심하다고 할 수 있다.

【療法】 풍비의 치료는 편고의 치료에 준해서 하나, 그 맥이 아 주 긴삭할 때에는 방광정격에 화수화火水火에 해당하는 수태양소 장경의 양곡혈을 사한다 하였다. 방광정격의 나머지 혈인 위중 대신에 양곡을 사한 것은 맥이 긴삭하여 화수가 실한 상태에서

기기 승강이 실조된 바를 치료하기 위한 방법이 아닐까 생각해 본다.

3) 풍의風懿

【見證】 졸지에 혼술昏述하고 엎어져서 설강불어舌强不語하고, 인후咽候가 질색窒塞하며, 혹 각궁반장角弓反張을 하는 증證이다.

십선혈十宣穴을 자침刺針하여 출혈出血시킨다. 위의 편고나 풍비도 상당히 위중한 증이지만 풍의風懿 역시 상당히 위중한 증에 해당한다. 갑자기 정신이 아찔해서 넘어지고, 혀가 뻣뻣하여 말을 하지 못하며, 목구멍이 막혀서 흑흑 흐느끼는 소리가 나는 것이 그 증상이다. 이때 몸이 나른하면서 땀이 나면 살고 땀이 나지 않고 몸이 뻣뻣하면 치료하지 못한다. 이것은 담수痰水가 화를 억제하고 심규心竅를 막아서 말을 하지 못하게 된 것이다.

【療法】 십선혈로 급하게 순환시켜 줘야 하고 이후 반드시 적절한 조치가 필요하다.

4) 중장中臟

【見證】 중풍中風의 이증裏證으로 입술을 거두지 못하고, 혀가 구르지 않아서 실음失音하고, 코가 냄새를 분별하지 못하고, 귀가 먹고, 눈이 어두우며, 대소변이 다 비결秘結한다. 관원關元·기해氣海를 사한다.

중풍에는 중혈맥中血脈, 중부中腑, 중장中臟의 차이가 있다. 중혈맥이 되면 입과 눈이 비뚤어지고, 중부가 되면 팔다리를 쓰지 못하며, 중장이 되면 생명이 위태롭게 된다. 이 3가지는 치료법이 각각 다르다.

중부中腑는 얼굴에 5가지 빛이 나타나고 표증表證이 있어서 맥이 부浮하고 바람과 찬 기운을 싫어하며 몸이 오그라들고拘急 감각이 없다. 몸의 뒷면이나 앞면, 측면에 풍을 맞은 것을 다 중부라고 하는데 치료하기는 비교적 쉽다.

중장이란 입술을 다물지 못하고 혀를 놀리지 못하며 목이 쉬고 냄새를 맡지 못하며 귀가 먹고 눈이 어두우며 대소변이 잘 나오지 않는 것을 말하는데 이것은 비교적 치료하기가 어렵다.

중부는 흔히 팔다리에 생기며, 중장 때에는 흔히 구규九竅가 막히게 된다. 중장부터 중위(식중)中胃(食中)까지는 중장과 중부의 내용에 대하여 각각 나눠 설명한다.

【療法】 중장은 중풍의 이증裏症이며 장부臟腑 중 장臟에 병이 든 것으로 정과 신의 근원이 되는 관원과 기해를 사하여 먼저 소통시키는 것이 우선이다. 따라서 족삼음경과 임맥의 회會가 되는 관원을 소통시키고 기해를 급하게 사한다.

5) 중간中肝(노중怒中)

【見證】 위와 같은 증證에 땀기가 없고, 오한이 나며, 청색을 정呈하는 증세.

【療法】 간실肝實이니 합곡合谷·태충太衝에 사한다. 태충은 족궐음 간경의 토혈土穴이자 원혈原穴이다. 크게 두 가지 의미가 있다.

원혈을 사하는 것은 경맥의 막힌 기운을 사하여 급히 소통시

활투사암침법

키고자 함이 첫 번째이고 족궐음간경의 특성상 풍이 동하는 곳이며 열을 동반하기 때문에 토혈을 사하는 것은 간한보의 의미가 있다. 합곡은 간대장상통의 수양명대장경의 원혈이다. 각각을 사하여 족궐음간경을 급히 소통시키고자 함이다.

이후 중장증과 중부증, 그리고 여타 풍병에 대해서 처방들이 나오는데 이것만으로 이 병이 완치된다 하기는 어렵다. 왜냐하면 비교적 간단한 질환들이나 그 증세가 심하지 않은 것들에 대해서는 일도쾌차 할 수 있는 경우가 많이 있겠지만 풍병 자체가 서두에서 언급했던 것처럼 단순히 내외의 문제가 아닌 오지의 과극이나 기기의 오래된 불균형으로 기인한 비교적 깊고 중하며 그 세가 급한 병이기 때문이다. 또한 일례로 간실肝實이라 하여 단순히 간승격을 시술하지 않은 것처럼, 중장이나 중부나 한 가지 원인으로 기인한 것이 아니기 때문에 진단은 각각의 장부를 중심으로 할 수 있겠지만 그 치료에 있어서는 상당히 정밀해야 하고 또한 앞으로 많은 연구가 필요한 것이다.

6) 중심中心(희중喜中)

【見證】 위와 같은 증에 땀기가 많고 놀래기를 잘하며 적색을 정呈하는 증세. 심실心實이니 대돈大敦에 사하고 상구商丘에 보한다.

【療法】 심실이라면 소충이나 소부를 직접 사해도 될 수 있겠지만 본 처방은 족태음비경을 치료하면서 중심을 치료한 것에 그 묘가 있다. 본 처방을 반대로 대돈보 상구사로 보면 비승격이 된다. 중심이 심실로서 그 맥이 중히 긴삭하고 현하다면 대돈 소

충을 직접 사하는 심승격을 쓸 수도 있겠지만, 심은 군주지관으로 이미 오지과극으로 심이 병에 든 상태에서 족소음심경의 기운을 사하는 것보다 그 자에 해당하는 족태음비경을 환격으로 보함으로써 수소음심경을 소통시켜 주는 것에 그 방점을 찍은 것이라 할 수 있다.

7) 중비中脾(사려중思慮中)

【見證】 위와 같은 증에 땀기가 많고, 몸이 더우며 황색을 정呈하는 증세.

【療法】 비허脾虛니 대돈大敦에 사하고 소부에 보한다. 소부보 대돈사는 비정격에서 천부혈만 취혈했다. 중비를 사려중이라 한 것처럼 이것은 생각이 많아 중앙 비토가 순환되지 못한 상태를 강하게 치료하기 위함이다.

8) 중폐中肺(기중氣中)

【見證】 위와 같은 증에 땀기가 많고, 바람기를 싫어하며 백색을 정呈하는 증세.

【療法】 폐실肺實이니 태백太白에 사하고 소부少府를 보한다. 중비와 마찬가지로 폐승격에서 천부혈만 취혈하였다. 중폐하여 폐기가 순환되지 못하는 상태에서 기가 허하게 되어 위기가 허하고 오풍하는 바 폐승격 중에서 천부혈만 취혈하여 기운의 소통을 도모하기 위한 처방이다.

9) 중신中腎(허로중虛勞中)

【見證】 위와 같은 증證에 땀기가 많고, 몸이 차며 흑색黑色을 정呈하는 증세.

【療法】 신허腎虛니 태백太白에 사하고 경거經渠에 보한다. 중간을 제외하고는 모두 정승격에서 타경의 혈을 사용했다. 이 역시 연구가 많이 필요하다.

10) 중부中腑

【見證】 중풍의 표증으로서 흔히 사지에 착着하니 반신불수하며, 구안괘사하고, 통비痛痺하나, 어순語順만은 변치 않고, 얼굴에 오색이 나타나고, 맥이 부浮하고, 풍한風寒을 싫어하는 증세.

【療法】 태백太白에 사하고 중완中脘·풍시風市에 보한다. 중부는 위에서 언급했던 것처럼 표증이 있어 그 맥이 부하고 그 증상이 주로 팔다리에 발생한다 하였다. 따라서 중완의 기기를 다스리고 하퇴부에서 풍사를 제거하는 혈인 풍시를 보함으로써 급증을 다스린다. 또한 아래 반신불수에서 언급하는 대돈보 태백사에서도 태백을 사하는 경우가 있고 위의 경우에도 중폐, 중신의 경우에도 태백을 사했으며 중비에서는 비정격, 중심에서는 족태음비경의 혈들을 사용한 것은 풍의 병리적 기전이 오지의 과극, 사즉기결思則氣結, 비인다중풍肥人多中風 등과 관계가 있다고 볼 수 있다.

11) 중담中膽(경중驚中)

【見證】 위와 같은 증에 눈이 땅기며, 코를 골고, 혼수불성이

되며, 녹색을 정물하는 증세.

【療法】 담허膽虛이니 통곡通谷에 보하고 위중委中에 사한다. 중부에서는 중담과 중위 두 가지만을 언급하였다. 담은 '담자膽者 중정지관中正之官 결단출언決斷出焉'이라 하여 칠정의 중심을 유지하는 것에 있어 중요한 역할을 하며, 위는 '위자胃者 창름지관倉廩之官 오미출언五味出焉'이라 하여 후천지기의 근원이 되며 경기를 유지하기 위한 중심이 된다. 그만큼 풍병의 병리적 특성상 족소양담경과 족양명위경이 큰 부분을 차지한다는 것을 알 수 있다.

중담에서 통곡보 위중사는 방광정격의 의미도 있지만 통곡을 보함으로써 담정격에서 협계에 해당하는 청정한 수의 기운을 보하고, 족소양담경의 토혈인 양릉천을 사하는 대신 통곡과 같은 경락인 족태양방광경의 토혈을 사함으로써 족태양방광경 경기의 순환을 도와 족소양담경락에 자연스레 경기가 흘러갈 수 있도록 한 것이 아닌가 하는 추측을 해본다. 이 역시 더욱 많은 연구가 필요하다.

12) 중위中胃(식중食中)

【見證】 위와 같은 증에 음식이 내리지 않고, 담淡이 끓어오르며, 담황색을 정물하는 증세.

【療法】 위허胃虛이니 임읍臨泣에 사하고 양곡陽谷에 보한다. 위정격에서 타경의 혈들만 모아놓았다. 위의 예들과 같이 자경의 혈은 거의 취하지 않았고 경기의 순환을 돕기 위하여 타경의 혈들을 주로 취혈하였으며 경락의 특성상 천부혈을 취한 경우도 있었고 정

승격에서 환격이나 구성 그대로를 차용해온 경우도 있다.

13) 졸풍불어卒風不語(폭음暴瘖)

【見證】 별안간 중풍으로 인하여 언어가 불능한 증세.

【療法】 육통위실肉痛胃實이니 삼리三里 영수迎隨, 연곡然谷에 사하고 이간二間에 보한다. 졸풍불어는 폭음으로 『황제내경』에 "몸속의 기가 고갈되어 거슬러 오르면 음비瘖痱가 된다. 이것은 신허하기 때문이다. 소음경의 기가 이르지 않으므로 거슬러 오르는 것이다"라고 하였다. 주注에 "비는 못쓴다는 뜻이다. 몸 안의 신기가 고갈되어 말을 하지 못하고 다리를 쓰지 못한다"고 하였다. 따라서 삼리혈로 급하게 위실을 치료하고 경기를 소통시킨 것으로 보인다.

족삼리는 족양명위경의 토혈이며 대장정격의 구성혈이기도 하다. 그리고 수양명대장경의 수혈水穴인 이간을 보하여 열증을 다스리는데, 이간혈은 『의학입문』, 『의종금감』 등에 의하면 인후종통, 비뉵, 치통 등에 효과가 있다고 한다. 연곡은 족소음의 기가 오르지 못하여 화가 성하기 때문에 사한 것으로 보이며, 『황제내경』에 의하면 배상공背相控, 선계善瘛한 궐심통厥心痛에 사용한 기록이 있다.

14) 안재상반불능어眼載上反不能語

【見證】 눈을 뒤집어 뜨고, 말을 못하는 증세.

【療法】 삼리三里를 사하고, 제2요추二腰椎제, 제5요추五腰椎제를

일제히 시구施灸하되 보한다. 각각 현추혈과 요양관혈을 지칭하는 것으로 보여지며 연구가 필요한 부분이다.

사실 본 증상이 있을 때 유침은 불가능해 보이며 자락 정도가 가능할 것 같은데 응급 처치 정도의 방법이 아닐까 생각해 본다.

15) 정신몽매精神蒙昧

【見證】 중풍으로 몽매하는 것은 즉 혼모昏冒해서 멍청한 것인데 정신이 상쾌하지 못하고, 무엇이 가려져 있는 것 같은 증세.

【療法】 중충中衝·대돈大敦에 보하고 음곡陰谷·곡택曲澤에 사한다. 심포정격에 해당하는 처방이다. 중풍으로 인한 정신몽매 뿐만 아니라 자아에 대한 인지가 부정확하고 자신감이 부족한 경우에도 많이 응용할 수 있는 처방이다.

16) 구안괘사(와사)口眼喎斜

【見證】 입과 눈이 삐뚤어진 증세.

【療法】 간허肝虛이니 연곡然谷을 사하고 소해少海를 보한다. 담실膽實이니 상양商陽·규음竅陰에 보하고 양곡陽谷·양보陽補에 사한다.

구안괘사(와사)는 그 증상도 아주 다양하고 경과도 제각각이다. 이 두 가지만으로 증상이 해결 될 리는 만무하다. 다만 풍으로 인한 것들 중 간허와 담실로 구분이 가능한데, 담실로 인한 것은 담승격을 응용하고 간허로 인한 것은 족소음의 화를 사하고 수소음의 수를 보한 것으로 치료가 가능하다. 이 두 가지가 각기 승격을 사용하고 타경의 화혈과 수혈을 보사함으로써 치료가 되는 것은 생리학적 원리 규명이 필요한데, 이는 앞으로 더 연구해야 할 부분이다.

17) 편풍구괘偏風口喎

【見證】 쪽바람을 맞아서 입이 삐뚤어진 증세. 맥脈이 긴삭緊數하다.

【療法】 간실肝實이니 완골腕骨에 사하고 전곡前谷을 영迎한다. 우방又方으로 행간行間·소부少府에 사하고 경거經渠·중봉中封에 보한다.

비교적 임상에서 자주 볼 수 있는 증상으로 한쪽으로 바람을 많이 쐬고 나서 피부가 먹먹해지거나 피로한 상태에서 외출을 오래 했을 때에도 나타날 수 있는 증상이다. 기본적으로 기기 승강이 잘되는 상태에서 바람을 오래 쐬었다고 증상이 발생하지는 않는다. 소증으로 어느 정도 간실이 되어있는 상태에서 원인이 겹쳤을 때 증상이 생길 것이다.

완골, 전곡을 사하는 것은 수태양소장경의 경기 순환을 돕고, 각각 소부행간사와 경거중봉보는 간승격에 해당하며 태과한 족궐음간경의 기운을 바로잡는다.

18) 각궁반장角弓反張

【見證】 머리와 발을 뒤로 젖히고, 자반뒤집기를 하는 증세.

【療法】 담실膽實이니 속골束骨에 사瀉하고 양곡陽谷에 보補한다. 또 삼리三里·곡지曲池에 보補하고 양곡陽谷·양계陽谿에 사瀉한다.

각궁반장은 경풍驚風, 파상풍, 뇌염, 뇌막염 등에서 볼 수 있는 증상이다. 간혹 각궁반장을 경추의 긴장이나 경추통으로 혼동하는 경우가 있는데 이는 반드시 구분해야 한다. 각궁반장에서 물론 급증에서는 십선혈을 취혈한다든가 다른 구급법이 필요하다. 위 처방은 어느 정도 안정되었을 때 치료를 위한 처방으로 보인다. 이 역시 임상적인 연구가 필요하다.

19) 진액유연津液流涎

【見證】 침을 줄줄 흘리는 증세.

【療法】 팔사혈八邪穴에 해당하는 수오지手五指 기골간岐骨間 즉 대도大都, 상도上都, 중도中都, 하도下都 사혈四穴이니 좌우공팔혈左右共八穴을 자침刺針한다. 진액유연은 급성과 만성으로 구분하는데, 이는 풍으로 인한 급성에 해당하며 십선혈의 치료와 더불어 팔사혈 사혈은 응급 처치에 해당하겠다.

20) 반신불수半身不隨

【見證】 말이 어눌하며 반쪽을 쓰지 못하는 증세.

【療法】 심허心虛이니 대돈大敦에 보하고 태백太白 사한다. 중풍 처치에 있어서 가장 많이 사용하는 처방이다.

대돈보는 심정격에 해당하며 태백사는 심승격에 해당한다. 각각 타경의 천부혈을 이용한 처방으로 아주 오묘한 처방이다. 혹자는 수소음심경의 병이 중하여 군주지관인 심을 직접 건들지 못하는 상황에서 주변 천부경의 천부혈을 치료하여 꼼짝하지 않는 수소음심경을 흔들어 치료하는 방법이라고도 한다. 어느 한 편으로는 화의 천부경인 수소음심경을 보하고 사함으로써 정체된 수소음심경의 기기를 소통시키는 데에 큰 효과가 있다고도 볼 수 있다.

21) 태식선비太息善悲

【見證】 긴 한숨을 쉬며, 비창悲愴한 빛을 나타내는 증세.

【療法】 신문神門에 보하고 삼리三里를 사한다. 여러 혈위를 응용할 수 있겠지만 위의 처방은 족삼리를 사하여 족양명위경의 경기 정체를 해소하고 신문을 보하여 수소음심경의 원혈을 보해 심허증에 응용한 것으로 보인다.

22) 편신양여충행불가인遍身痒如蟲行不可忍

【見證】 전신이 벌레 기어가는 것과 같고 가려워서 참을 수 없는 증세.

【療法】 심실心實이니 음곡陰谷에 보보하고 대돈大敦에 사한다. 벌레가 기는 것 같은 증상은 여러 경우가 있을 수 있다. 그 중 풍으로 인한 심실증에 간정격에 해당하는 음곡을 타경인 족소음신경에서 사용했고 풍사가 심하기 때문에 대돈을 사한 것으로 보인다.

23) 풍비風痺

① 행비行痺

【見證】 허사虛邪가 혈기와 더불어 상박相搏하여 관절에 모여가지

고 상하에 유행하므로 혹은 빨갛고, 혹 부으며 근맥이 이종불수弛縱不收하는 증세.

【療法】 담승膽勝인지라 상양商陽·규음竅陰에 보하고 양곡陽谷·양보陽輔에 사한다.

② **통비**痛痺

【見證】 한寒이 사지에 유주流走하여 견우동통肩髃疼痛하며 당기고 붓되 밤이면 심하고 아픈 것이 정처定處가 있어서 역절歷節의 주주유통走注流痛과 같지 않다.

【療法】 한승寒勝인지라 양곡陽谷·양계陽谿에 보하고 통곡通谷·이간二間에 사한다.

③ **착비**着痺

【見證】 기육肌肉내에 천만소충千萬小蟲이 어지럽게 다니는 것 같기도 하고 혹은 편신遍身이 음음충행淫淫蟲行하는 것 같으며, 만져도 그치지 않고, 긁으면 더 심한 즉 '마痲'의 증상과 불양불통不癢不痛하여 자기의 기육肌肉이 타인의 기육肌肉과 같아서 만져도 알지 못하고 꼬집어도 감각을 모르는 즉 '목木'의 증상을 나타내는 것이다.

【療法】 습승濕勝인지라 대돈大敦·은백隱白에 보하고 경거經渠·상구商丘에 사한다.

다른 부분에 비해서 이상할 정도로 풍·한·습, 행·통·착, 담·대장·비·각승격의 조합이 딱 떨어지는 부분이다.

비병을 3가지로 나눈 것은 병기를 풍·한·습을 기준으로 나눈 것이고 5가지로 나눈 것은 풍·한·습의 사기가 각 계절에 침습했을 때 발생하는 증상을 기준으로 한 것이다.

위의 처방은 『동의보감』의 내용을 참고하였다.

병기	증후	【療法】	처방
풍	행비	담승격	방풍탕
한	통비	대장승격	복령탕
습	착비	비승격	천궁복령탕, 삼비탕

④ **골비**骨痺

【見證】 고통이 심心을 공攻하고 사지가 연급攣急하며 관절이 부종하고 몸은 차나 옷은 덥게 못 입고 기름기가 없고 힘줄에 힘이 없는 증세.

【療法】 방광허膀胱虛인지라 상양商陽·지음至陰에 보하고 삼리三里·위중委中에 사한다.

⑤ **근비**筋痺

【見證】 풍風, 한寒, 습濕이 승허입근乘虛入筋하여서 유행부정遊行不定하다가 혈기로 더불어 상박相搏하여 관절에 모여서 근맥이 이종弛縱하고 혹 종腫 혹 홍紅하는 증세.

【療法】 간허肝虛인지라 음곡陰谷·곡천曲泉에 보하고 경거經渠·중봉中封 사한다.

⑥ **맥비**脈痺

【見證】 기육肌肉이 몹시 더우며 피부皮膚에 서주감鼠走感이 있고,

입술이 터지며 피부색이 변한다.

【療法】 소장허小腸虛인지라 임읍臨泣·후계後谿에 보하고 통곡通谷·전곡前谷에 사한다.

⑦ 기비肌痺

【見證】 풍한습風寒濕이 승허입부乘虛入膚하여 유이부이留而不移하는 까닭에 피부皮膚가 불인不仁하고, 땀이 나며 사지가 위약하고 정신이 혼색昏塞한 것.

【療法】 위실胃實인지라 임읍臨泣·함곡陷谷에 보하고 여태厲兌·상양商陽 사한다.

⑧ 피비皮痺

【見證】 흔히 은진풍창癮疹風瘡을 정呈하여 긁어도 아프지 않고 처음 시작될 적엔 가죽 속에서 벌레가 달아나는 것 같은 증세.

【療法】 폐허肺虛인지라 태백太白·태연太淵에 보하고 소부少府·어제魚際에 사한다. 『동의보감』에 의하면 각 계절별로 풍·한·습을 만나게 되면 아래와 같은 비증이 된다고 한다.

여기서 연구해 봐야 할 부분은 왠지 계절적으로 각기 오행에 해당하는 장이나 부의 경맥을 사용했을 것 같은데 간정격과 폐정격을 제외하고는 부의 경락을 끌어다 쓴 것이다.

동의보감에 의하면, 먼저 사기가 육부에 들어오는 것은 음식과 거처가 병의 근본이 되며 이후 오장에는 짝이 있어서 오래 되도 제거가 되지 않는 이유는 부에서 장으로 병이 머무르기 때문이라고 하였다.

아무래도 봄과 가을의 계절적 특성 때문에 음경락을 이용하여 치료한 것으로 보이지만, 이 역시 깊은 고민이 필요하다.

겨울	골비	방광정격	고통이 심心을 공攻하고 사지四肢가 연급攣急하며 관절이 부종浮腫하고 몸은 차나 옷은 덥게 못 입고 기름기가 없고 힘줄에 힘이 없는 증證
봄	근비	간정격	풍風, 한寒, 습濕이 승허입근乘虛入筋하여서 유행부정遊行不定하다가 혈기로 더불어 상박相搏하여 관절에 모여서 근맥이 이종弛縱하고 혹 종腫 혹 홍紅하는 증證
여름	맥비	소장정격	기육肌肉이 몹시 더우며 피부에 서주감鼠走感이 있고, 입술이 터지며 피부색이 변하는 것
장하	기비	위승격	풍한습風寒濕이 승허입부乘虛入膚하여 유이부이留而不移하는 까닭에 피부가 불인不仁하고, 땀이 나며 사지가 위약하고 정신이 혼색昏塞한 것
가을	피비	폐정격	흔히 은진풍창癮疹風瘡을 정못하여 긁어도 아프지 않고 처음 시작될 적엔 가죽 속에서 벌레가 달아나는 것 같은 증證

24) 역절풍歷節風

【見證】 전신을 달려 골절骨節이 통비痛痺하여서 마치 호랑이에게 물린 것과 같은 증으로 백호역절白虎歷節이라고도 한다.

【療法】 신허腎虛이니 대돈大敦에 사하고 경거經渠에 보한다. 폐실肺實인지라 소부少府·어제魚際에 보하고 척택尺澤·음곡陰谷에 사한다.

백호역절풍은 통풍이라고 하는데 아픈 곳이 전신을 돌아다닌다고 한다. 이는 우리가 알고 있는 요산의 축적으로 발생하는 통풍Gout와는 차이를 보인다. 『동의보감』에 의하면 고방에서는 역절풍을 통비라 하였다는데, 이는 통풍의 경과에 미루어 짐작해봐야 할 것 같다.

통풍은 초기에는 한 곳에서 통증이 시작되었다가 심해질 경우 전신으로 퍼지기도 하는데, 이런 과정에서 결절이 나타나기도 한다. 아마도 아래의 통비, 통풍은 통풍의 초기 증세를 나타내는 것 같고, 역절풍의 경우에는 통풍이 심해져서 만성화 된 상태를 신허, 그 중 아급성으로 증상이 기복을 보이며 열증을 동반하는 경우를 폐실로 파악한 것 같다.

이에 신허에 해당하는 경우는 위의 반신불수에서 응용한 방법과 비슷하게 경거보 대돈사를 하였다. 족소음신경을 보하기도 하고 사하기도 하는 방법인데, 병이 위중한 만큼 잘 낫지 않는 만성의 상태에서 꿈쩍도 하지 않은 상태까지 순환이 안되는 상태를 타개하기 위한 방법으로 보인다. 폐실인 경우는 폐승격을 응용하였다.

25) 통풍痛風(통비痛痹의 종류)

【見證】 아픈 곳의 피부에 청색을 나타내고, 어디에 접촉만 하면 불로 지지는 것 같은 증세.

【療法】 담허膽虛인지라 통곡通谷·협계俠谿에 보하고 상양商陽·규음竅陰에 사한다. 위에서 설명했던 것처럼 고방에서는 역절풍을 통비라 하였는데 이는 역절풍의 초기 증상을 말하는 것으로 보인다.

병이 생겼다고 한다. 슬관절膝關節 통증이 무거운 기운에 눌려서 온 것이라고 추리해서 가볍게 위로 올려준다는 것에 착안하여서 수소양삼초경手少陽三焦經 정격正格 1회에 걷기 시작했으며, 2회 시술에 완전히 통증이 소실되었다. -『활투사암침법』 중에서

② 59세 된 한 남성이 오른쪽 무릎에 종통腫痛이 심해서 내원하였다. 다른 병원에서 무릎에 물이 많이 차서 계속해서 1주일에 1번꼴로 물을 빼주는 치료를 하였으나 점점 더 악화가 되었다고 했다. 가만히 살펴보니 부종이 있으면서 통처부위가 열감이 느껴져서 우선 뜨겁게 찜질하는 것을 못하게 하고, 삼리三里·양곡陽谷·대돈大敦·은백隱白을 보補하고, 함곡陷谷·임읍臨泣·상구商丘를 사瀉하는 치료 3회 후부터 무릎에 물이 차는 것이 반감半減하였고, 6회 시술 후부터 보행도 가능해졌다. -『활투사암침법』 중에서

5) 무릎 동통

36세 된 한 여성이 양쪽 무릎에 동통疼痛이 심해서 보행이 불리하였다. 체격이 약간 비인肥人이어서 습성濕盛으로 인한 관절 질환이라고 생각하고 위정격胃正格과 비승격脾勝格을 병용해서 3~5회 시술 후 완전히 쾌차하였다. -『활투사암침법』 중에서

6) 하안검 경련

40대의 부인으로 약간 비만한 편인데 수개월 전부터 과로하면 좌측 하안검下眼瞼 경련이 심하게 나타나곤 하였다. 맥은 약간 긴

緊한 편인지라 간승격肝勝格과 위정격胃正格을 함께 운용하였더니 경련이 현저히 감소됨을 볼 수 있었다. -『활투사암침법』 중에서

7) 언어장애

56세 된 한 남성이 어느 날 아침에 일어나려는데 우측 반신을 움직이지 못하면서 동시에 언어장애까지 나타났는데, 본원에 왔을 때는 23일 후였다. 체격은 보통이었으며, 혈압은 165/109이고, 맥진상에는 맥박수가 1분에 109회를 초과하여서 아주 긴삭緊數하면서 유력有力하였다. 이는 상화지기相火之氣가 치성하여 기가 상충된 것으로 보아서, 좌병우치左病右治에 입각하여 담승격膽勝格에다가 지음至陰·인중人中을 보補하고, 대돈大敦 보補하고, 태백太白 사瀉하여서 1도度에 언어장애는 없어지고, 몇 차례 치료 후에 약간의 감각장애를 빼고는 완치되었다. -『활투사암침법』 중에서

제2장 한寒

1. 의안

상강 이후로부터 춘분에 이르기까지 서리와 이슬을 맞아 몸이 한사寒邪에 적중하여 병이 되는 것을 상한傷寒이라고 한다.

사시四時의 기氣에 상하면 다 병이 되지만 오직 상한이 가장 독한 것은 살려殺厲(죽일 살, 괴로울 려)의 기氣가 있기 때문이다. 거기 적중하여서 곧 병이 되는 것은 상한이 되는 것이다.

곧 병病이 되지 않은 것은 한독寒毒이 기부肌膚의 가운데 숨어 있다가 봄에 이르러서 변해서 온병溫病이 되고, 여름에 이르러서 변해서 서병暑病이 되는 것이다.

2. 증후별 치법

상한의 각 치법에 대한 것은 더 많은 공부가 필요하다. 현재로서는 아래의 치법에 따라 상한 1일부터 12일까지의 치법 그리고 각종 상한의 종류에 따른 치법을 따라하고, 연구가 진행됨에 따라 더 자세한 해석이 가능할 것이다.

1) 상한 1일(병든 첫날)

【療法】 족태양방광경足太陽膀胱經이 수受하니 상양商陽에 보하고 삼리三里에 사한다. 방광정격에서 지음보와 위중사가 빠진 것이다. 상한 치법에서는 혈자리 선택의 수가 적을수록 더 효과적이라 본 듯하다.

2) 상한 2일

【療法】 족양명위경足陽明胃經이 수受하니 삼리三里 보하고 임읍臨泣 사한다. 위정격에서 양곡보 함곡사가 빠진 것이다. 삼리보를 해계보 대용(관절부위 자침은 위험)으로 사용하는 의미다.

3) 상한 3일

【療法】 족소양담경足小陽膽經이 수受하니 협계俠谿에 보하고 상양商陽에 사한다. 담정격에서 통곡보 규음사가 빠진 것이다.

4) 상한 4일

【療法】 족태음비경足太陰脾經이 수受하니 음릉천陰陵泉·경거經渠에

보하고 은백隱白에 사한다. 음릉천보는 비한격이고 은백사는 비정격의 의미, 경거보는 신정격의 의미로 보인다.

5) 상한 5일

【療法】 족소음신경足少陰腎經이 수受하니 음곡陰谷·경거經渠에 보하고 태백太白에 사한다. 음곡보는 신한격이고 경거보는 신정격, 태백사는 신정격 또는 신한격의 의미이다.

6) 상한 6일

【療法】 족궐음간경足厥陰肝經이 수受하니 음곡陰谷·대도大都에 보하고, 경거經渠에 사한다. 음곡보는 간정격 또는 간한격이고 경거사는 간정격, 대도보는 비정격의 의미로 보인다.

7) 상한 7일

【見證】 『황제내경』의 이른바 '불가기不加氣, 부전경자不傳經者'를 말함이니 족태양방광경足太陽膀胱經의 병病이 쇠하고 수태양소장경手太陽小腸經이 수受하여 두통이 소유小愈한 증세.

【療法】 소장경小腸經의 정격正格 및 승격勝格을 병용한다. 임읍·후계에 보하고 통곡·전곡에 사한다. 통곡·전곡에 보하고 삼리·소해에 사한다.

8) 상한 8일

【見證】 족양명위경병足陽明胃經病이 쇠하고 수양명대장경手陽明大腸經이 수受하여 신열이 소헐小歇한 증세.

【療法】 삼리三里에 보하고 임읍臨泣·함곡陷谷에 사한다. 삼리보는 대장정격의 의미이고 임읍·함곡 사하는 것은 위정격의 의미이다.

9) 상한 9일

【見證】 족소양담경병足少陽膽經病이 쇠하고 수소양삼초경手少陽三焦經이 수受하여 이롱미문(耳聾未聞, 귀가 먹어서 들리지 않는 것)하는 증세.

【療法】 지음至陰·규음竅陰에 사하고 통곡通谷·협계俠谿에 보한다. 통곡 협계에 보하는 것과 규음에 사하는 것은 담 정격의 의미이고 지음에 사하는 의미는 더욱 공부가 필요하다.

10) 상한 10일

【見證】 족태음비경병足太陰脾經病이 쇠하고, 수태음폐경手太陰肺經이 수受하였으므로, 복통이 심해 전과 같고 음식을 생각하는 증세.

【療法】 신문神門·태백太白에 보하고 은백隱白·대돈大敦에 사한다. 태백보는 폐정격, 은백 대돈에 사하는 것은 비정격이고 신문보 역시 더 공부가 필요하다.

11) 상한 11일

【見證】 족소음신경병足少陰腎經病이 쇠하고, 수소음심경手少陰心經이

수受하여 갈증은 그쳤으나 설건舌乾만은 마찬가지인 증세.

【療法】 척택尺澤·음곡陰谷에 보하고 태백太白·태계太谿에 사한다. 음곡 보는 심한격의 의미이고 태백 태계 사는 신정격의 의미이다. 물론 척택 음곡 보가 폐한격이기는 하나 여기서는 심경이 수受하였으므로 음곡보를 심한격으로 해석하였다. 척택보는 폐한격의 의미이다.

12) 상한 12일

【見證】 족궐음간경병足厥陰肝經病이 쇠하고, 수궐음심포경手厥陰心包經이 수受하여 대체로 병이 자안自安한 증세.

【療法】 음곡陰谷·곡천曲泉에 보하고 상양商陽·대돈大敦에 사한다. 음곡 곡천 보는 간정격 또는 간한격의 의미이고 상양 사는 담정격 또는 위승격, 대돈사는 비정격 또는 신승격의 의미인데 상양 사와 대돈 사가 왜 쓰였는지는 더 공부가 필요하다.

13) 상한통치傷寒通治

【療法】 상양商陽에 보하고 삼리三里에 사한다. 좌우병행, 말 그대로 상양 보, 삼리 사를 좌우로 자침한다.

14) 상한무한오한傷寒無汗惡寒

【見證】 땀기가 없고 오한惡寒이 나는 것.

【療法】 사관四關인 좌우수합곡左右手合谷·좌우족태충左右足太衝을 상사불보上瀉不補한다. 상사불보는 언제나 사하고 보하지 않는다는

의미로 파악된다.

15) 상한다한경달傷寒多汗驚怛

【見證】 땀기가 많고 깜짝 놀라는 증세.

【療法】 대돈大敦에 사하고 상구商丘에 보한다. 이 처방은 풍문의 중심(희중喜中)에 나오는 처방으로, 중장中臟의 증상 중 땀기가 많고 놀래기를 잘하며 적색을 정呈하는 심실心實증을 치료하는 방이라고 이미 위에 적혀있다. 대돈 사와 상구 보의 의미는 더 공부가 필요하다.

16) 상한다한오풍傷寒多汗惡風

【見證】 땀기가 많고 바람을 싫어하는 증세.

【療法】 태백太白에 보하고 소부少府에 사한다. 폐정격에서 태연 보와 어제 사가 빠진 것이다.

17) 상한다한신열傷寒多汗身熱

【見證】 땀기가 많고 몸이 끓는 증세.

【療法】 태백太白에 사하고 경거經渠에 보한다. 신정격에서 부류 보와 태계 사가 빠진 것이다.

18) 급상한急傷寒

【見證】 급작스럽게 온 상한.

【療法】 상양商陽에 보한다.

19) 색상한色傷寒

【見證】 범방상한犯房傷寒.

【療法】 신腎의 정격正格 및 승격勝格을 병용. 경거 부류에 보 하고 태백 태계에 사한다. 태백 태계에 보하고 대돈 용천에 사한다.

20) 운상한運傷寒

【見證】 염병 즉 장질부사.

【療法】

1일: 풍부風府에 사한다.

2일: 이간二間에 사한다.

3일: 중저中渚·임읍臨泣에 사한다.

4일: 소상少商·은백隱白에 사.

5일: 신문神門·태계太谿에 사한다.

6일: 중봉中封·영도靈道·간사間使에 사한다.

장질부사의 치료법에 대하여도 더 공부가 필요하다.

3. 임상사례

1) 오한 발열

25세 된 한 여자가 상한으로 오한, 발열하면서 전신이 동통疼痛하고, 인후통咽喉痛까지 겸하여서, 지음至陰·상양商陽을 보하고, 삼리三里를 사하기 2회 하니 증세가 소실되었다.

－『활투사암침법』 중에서

2) 두통 발열

20대 후반의 약간 마른 체격의 여자로 목욕 후 상한하여 두통, 발열하면서 안충혈眼充血과 시시때때로 오한이 있어 상양商陽·지음至陰을 보補하면서 폐정격肺正格을 운용하였더니 1회 시술 후 발열 증상이 감소하고 증세가 많이 호전되었다.

－『활투사암침법』 중에서

3) 감기 비염

60대 후반의 남성으로 어깨가 아픈 지 몇 개월 되었고 감기 증상(미열, 오한)과 비염(무리하거나 환절기 때 콧물 재채기)이 있은 지 오래 되었다. 맥이 침현하므로 풍한의 사기가 어깨에 침범한 것(찬바람이 침범한 것이니 목과 수가 실하다고 봄)으로 보고, 삼리(해계, 대용)를 보하기를 십여 회 하였더니, 어깨 통증과 감기 증상, 비염 등이 많이 호전되었으며 앞으로도 계속 같은 치료를 하면 다 나을 것으로 보인다. － 사암 한방 의료봉사단 임상 례例

제3장 서署

1. 의안

하지가 지난 뒤에 열로 인하여 병든 것이 서署로 되는 법이니, 서는 상화相火가 원인으로 일어나는 것이다.

여름에 사람이 적중되는 경우 구치口齒로부터 들어가서 심포락心包絡의 경經을 상할 때 그 증세가 번煩하면 천갈喘喝(기침 천, 더위먹을 갈) 하고, 정靜하면 말이 많고, 몸이 열熱하고, 심번心煩하며 심하게 갈증이 나서 물을 늘 마신다. 두통이 나고 자한自汗하며, 권태하고 소기少氣하며 혹은 하혈하고 황색이 발發하고 반斑(홍반)이 난다. 심하면 화열火熱이 폐금肺金을 극해서 간목肝木을 평平하지 못하고 축닉搐搦(고열에 온몸에 경련이 나는 병)하며 인사불성한다.

서병署病은 몸에서 열이 나며, 자한自汗하고, 입이 마르고, 얼굴에 때가 끼는 것이 특징이다.

2. 증후별 치법

1) 중서中暑

【見證】 심약, 두통, 오한, 지절통肢節痛, 심번허약 등의 증세가 나타난다.

【療法】 대돈大敦·소충少衝을 보하고 소해少海·곡택曲澤을 사한다. 또 하나의 처방은 중저中渚를 보하고 곡택曲澤을 사한다. 심정격이다. 심정격은 소음경을 보하는 것이므로 몸을 따뜻하고 기운나게 한다. 여름철 지칠 때 이열치열로 삼계탕을 먹어 원기를 회복시키거나 생맥산을 마시거나 보중익기탕주하방을 투여하는 것이 바로 이러한 이치이다. 중저는 수소양삼초경의 목혈화화목이고 곡택은 수궐음심포경의 수혈목화수혈이다. 중저를 보하여 목화의 기를 올려주고 곡천을 사하여 궐음경과 수기를 사하여 화의 기운을 올리려는 목적으로 짐작이 된다.

3. 임상사례

여름철 더위에 상하는 사람이 많다. 할아버지가 오셨는데 기운이 너무 없고 등산하다 몇 번 쓰러졌다. 보통 체격으로 땀을 줄줄 흘리고 있었다. 추위는 많이 타지 않고 더위를 많이 탄다고 했다. 맥은 부浮하면서도 누르면 없어지는 허맥도 함께 느껴졌다. 7~8번마다 한 번씩 맥이 쉬는 부정맥不整脈도 함께 느껴졌다. 보통 체격에 맥이 허하면서도 부하고 또 한 번씩 쉬기도 하므로 후계·협계·곡택·용천을 보하였다. 그리고 대돈·은백도 보하여 기운을 올렸다. 약은 보험약 중 보중익기탕을 처방하였다. 다음날 땀이 적게 나고 맥도 부정맥이 소실되었다. 여러 번 치료 후 완치하였다. - 사암 한방 의료봉사단 임상 례例

제4장 습濕

1. 의안

습濕이란 것은 즉 수水다. 동남지방은 아래로 함몰하였으므로 비와 바람이 허한 곳을 엄습하고, 산과 택澤이 훈증熏蒸하여 기를 증蒸하므로 사람이 습에 상하기 쉬우니, 습이 경락에 있으면 일시에 발열하고 코가 막히며, 관절에 있으면 일신이 동통疼痛하고, 장부에 있으면 청탁이 섞여서 대변이 유설濡泄하고 소변이 도리어 잘 안 나오고, 배가 창만하며, 습열濕熱이 서로 공박하면 전신이 훈熏한 것처럼 누르게 된다.

습이 본래 토기土氣인데, 화열火熱이 능히 습토濕土를 낳는 고로 여름이 열熱하면 만물이 습윤濕潤하고, 가을이 서늘하면 만물이 건조乾燥한 것이니, 무릇 열熱이 불울佛鬱로 인하여 습을 낳고, 습으로 인하여 담痰을 낳는다.

2. 증후별 치법

1) 중습中濕(내상內傷)

【見證】 안으로 중습하는 것은 차고 익히지 않은 음식물의 과다섭취로 인하고, 혹은 고량진미와 음주가 정체하면 비脾가 허하여 능히 운화運化하지 못하여서 생긴다. 부종浮腫, 고창鼓脹 등의 증세를 호소한다.

【療法】 소부少府·대도大都를 보하고 대돈大敦·은백隱白을 사한다. 중습의 원인을 소화불량과 한증으로 보았기 때문에 비정격으로 치료하였다. 비정격은 처방 구성에 있어 천부혈인 수소음심경의 화혈(火火火)인 소부와 족태음비경의 화혈(土土火)인 대도를 보하여 몸을 따뜻하게 하면서 소화를 잘되게 할 수 있다. 소화만 잘된다면 습기도 잘 돌게 되고 부종이나 창만의 증상도 소실될 것이다.

2) 중습中濕(외상外傷)

【見證】 밖으로 중습中濕하는 증症은 산에서 찬바람에 노출되거나, 장마철 습기에 상하거나 혹은 배를 타고 물을 건너거나, 축축한 습기가 많은 곳에 오래 누워서 얻은 것이다. 다리가 무겁거나 관절이 붓는 증상 등의 증상을 호소한다.

【療法】 단전丹田·양곡陽谷을 보하고 임읍臨泣·함곡陷谷을 사한다. 위정격의 의미이다. 위정격은 양곡·해계를 보하고 임읍·함곡을 사하는 것인데 해계를 보하는 것 대신 단전으로 혈위를 바꾸었다. 삼리를 수하는 것은 삼리는 보하는 것이기 때문에 해계 대신 삼리로 바꾸어 취혈 할 수도 있다. 족양명위경을 보하는 것은 양

명조금의 성질을 이용하여 습기를 말려주기도 하면서 소화기를
잘 돌게 할 수 있으므로 습에 상한 것에 적합한 처치라 할 수
있다.

3) 도습중到濕重

【見證】 전신이 모두 헐되, 허리로부터 다리에 이르기까지가 더
욱 심하며, 마음이 급하거나, 혹은 급하지 아니하고, 대변大便이
묽거나 혹은 묽지 않기도 하다.

【療法】 대돈大敦·은백隱白을 보하고 경거經渠·상구商丘를 사한다.
뚱뚱한 사람의 전신이 모두 습에 상해 물집이 잡히면서 헐고 상
처가 난다면 비승격을 고려해 볼 수 있다. 비승격은 태음경을 사
하는 의미이기 때문에 건조하게 하여준다.

4) 황달黃疸

【見證】 경經에 이르되, 습과 열이 서로 교합하면 달병疸病이 생
긴다. 하담膽의 열한熱汗이 위胃의 습기와 상병相倂되는 까닭에 피
부와 눈이 모두 황색(위의 본색)을 띠는 증상이다.

【療法】 삼리三里·완골腕骨을 보하고 내정內庭·임읍臨泣·함곡陷谷을
사한다. 위정격변방으로 볼 수 있다. 삼리는 족양명의 위경의 원
혈이고 완골은 수태양소장경의 원혈이다. 그리고 임읍과 함곡을
사하는 것은 위정격에서 사하는 혈위이다. 내정(금토수)을 사하는
것은 목화를 보하는 의미이다. 삼리를 해계 대신 써서 위정격으
로 대용하는 것을 자주 보게 된다. 이것은 해계의 혈위가 관절강

에 있기 때문에 취혈 하기 어렵고 부작용도 있기 때문이다.

이 요법療法은 전체적으로 위정격을 쓰면서도 완골로 따뜻하게 하고 내정을 사하여 더욱 열이 나게 하는 데 목적이 있다. 따라서 한과 습으로 인한 황달에 효과적일 것이다.

3. 임상사례

1) 양다리 습기

한 남자가 50세에 양다리 곡천曲泉 위로부터 음경陰莖에 이르기까지 좌우 쪽에 방울방울 모양의 결핵結核이 있고 찬바람을 싫어하여 나가지 않은 지 이미 여러 날이며 때는 늦여름에 이르렀다. 습기가 왕성한 절기이며 또한 오른쪽이 심하므로 소부少府·대도大都를 보하고 은백隱白·대돈大敦을 사했다. 한 번에 통증이 그치고 몸살이 나더니, 3일 만에 두 가지 증세가 모두 사라졌다. 양다리에 움직이는 습기가 백병白病으로 변하여 없어진 것일까?

－『사암도인침구요결』 중에서

2) 장명 설사 복냉

사십대 중반의 한 남성이 열대지방에서 오래 거주하면서 생냉음식물生冷飮食物 섭취 과도함으로 인하여 중습中濕이 되어서 장명腸鳴, 설사泄瀉, 복냉腹冷으로 내원하여서 보니 비脾의 운화부족運化不足으로 인한 것이라 비정격脾正格을 사용하니 신효하게 나았다.

－『활투사암침법』 중에서

3) 오십견

한 남성이 오십견을 앓은 지 오래되었다. 몸은 뚱뚱하고 맥은 완맥이었다. 오른쪽 어깨가 잘 올라가지 않았다. 몸이 뚱뚱하였기에 토가 실하다고 보고 금금금혈인 상양혈을 보하고 토토토인 태백혈을 사하였더니 한 번에 올라가게 되었다. 1달 여 치료받고 완치 되었다. 천부혈은 토토토 혈인 태백을 사하고 금금금 혈인 상양을 보한다. 삼부혈은 토수가 실하면 간사 규음혈을 사용할 수 있고, 토목이 실하면 소택 부류혈을 사용할 수 있다.

- 사암 한방 의료봉사단 임상 례例

제5장 조燥

1. 의안

　조燥라는 것은 폐금肺金의 근본이다. 조금燥金이 열을 받으면 변화하여 조燥를 이루고, 삽澁한 것은 풍風이 습濕을 이기고, 열이 윤기와 진액을 소모하여 조燥를 이루므로, 밖에서 조하면 피부가 마르고 가려우며, 중中에서 조하면 정혈精血이 마르고, 상上에서 조하면 인후부와 코가 타고 마르며, 하下에서 조燥하면 변便·뇨尿가 막히게 된다. 경經에 이르되 조한 것은 윤潤해야 한다 하였으니, 이것은 혈血을 양養하라는 말이다.

2. 증후별 치법

1) 변비

【見證】 전신의 피부가 건고乾枯하여 백설白屑을 일으키고 심하면

찢어지고, 번만과 갈증, 변비를 하소연하는 증세.

【療法】　소부少府·어제魚際를 사하고 태연太淵·태백太白을 보한다. 폐정격이다. 폐는 피부를 주관하고 수태음폐경은 태음습토의 의미가 있으므로 건조한 것을 윤택하게 할 수 있다. 소부는 수소음심경의 화혈(火火火)로 천부혈에 해당하므로 신중히 사용해야한다. 경우에 따라서는 뺄 수도 있다.

3. 임상사례

1) 머리 백설

한 여자가 60세에 이르러 머리에서 백설白屑이 일어나며 백회百會로부터 앞이마에 이르기까지 종이 두께에 손바닥만큼 피부색이 풍후豊厚한지라 태백太白·태연太淵을 보하고, 소부少府·어제魚際를 사함으로써 효과를 보았다. 『황제내경』에 삽澁, 학涸(마를 학), 건乾, 경勁(굳셀 경), 준皴(피부 틀 준), 게揭(높이들 게)라 하였으나 풍후豊厚도 또한 되는 것이 아닌가 한다. 『사암도인침구요결』 중에서

2) 백설과 구건 증상

28세의 약간 마른 편의 남성으로 두통과 함께 머리에 백설白屑이 심하고 구건口乾증상이 있으면서, 천면淺眠을 호소하였다. 음정부족陰精不足으로 보아 폐정격肺正格과 함께 비정격脾正格을 응용하였는데 3회 시술 후 백설白屑이 현저히 감소하였다.

『활투사암침법』 중에서

3) 피부 건조

보통체격의 한 여성이 30세에 전신의 피부가 건고乾枯하여 일어나고, 손가락 부위가 찢어져서 수 개월을 고생하였는데, 여러 가지 치료를 했으나 크게 효과가 없었다.

이는 폐가 상한 것이라고 생각하여 소부少府·어제魚際를 사하고, 태백太白·태연太淵을 보하기를 수차례 하니, 건조한 피부가 윤택해졌다. -『활투사암침법』 중에서

4) 백반증

한 중년 남성이 백반증으로 내원하였다. 삐쩍 마른 체형에 성격도 깔끔한 성격의 소유자였다. 너무 체격이 마르셨기에 금금금혈인 상양혈을 사하였다. 몇 분후 백반증의 피부가 색깔이 붉어지는 것을 확인할 수 있었다.

천부혈은 금금금 상양을 사하고 토토토 태백혈을 보한다. 삼부혈은 금목이 실하면 소해·태계, 금수가 실하면 대릉·양릉천를 보한다. - 사암 한방 의료봉사단 임상 례例

제6장 화火

1. 의안

화火는 내內는 음陰이요, 외外는 양陽으로서(內暗外明), 그 본성이 동하면서 염상炎上하는 것인데, 인체에는 오행五行이 각각 하나씩 밖에 없으나, 오직 화火만은 둘이 있어서 군화君火는 심心에, 상화 相火는 간肝·신腎에 기寄하였는데, 이것이 잠장潛藏하면 백해百骸가 온양溫養하여 오인吾人의 수명을 공고하게 하나, 발동하면 음액을 전오煎熬하여 원기를 적상賊傷하게 하나니, 음허하면 병이 되고, 음절陰絶하면 죽는다.

또 장부궐양臟腑厥陽의 화火가 있으니, 오지五志의 안에 뿌리를 박고, 육욕과 칠정이 격동하면 화火가 따라 일어난다. 노怒하면 화火가 간肝에서 일어나고, 취포醉飽하면 화火가 위胃에서 일어나고, 방로房勞하면 화火가 신腎에서 일어나고, 비애悲哀하면 화火가 폐肺에서 일어나고, 심心이 군화君火의 주主가 되니 스스로 타면 죽는다. 따라서 화火라는 것은 원기元氣와 곡기穀氣와 진기眞氣의 적이다.

2. 증후별 치법

1) 간열肝熱

【見證】 간열肝熱이란 것은 누르면 기육肌肉의 밑이요, 골骨의 위에 있으니 인시寅時, 묘시卯時의 사이에 더욱 심하며 그 증세는 사지四肢가 만폐滿閉하고, 변을 보기 어렵고, 근육이 뒤틀리며, 노怒와 경驚이 많고, 근위증筋痿證이 있어서 평상에서 일어나지 못한다.

【療法】 음곡陰谷·곡천曲泉을 보補하고 행간行間·소부少府를 사瀉한다.

2) 심열心熱

【見證】 심心이란 것은 피부의 밑과 기肌의 위에 있어서 약간 누른 채 손을 한동안 대고 있으면 열의 감각이 생기는 것인데, 조금 누르면 피皮의 밑에 열이 약간 있고 힘 있게 누르면 전혀 열이 없으니 이것은 열이 혈맥에 있는 것으로서 한낮에 가장 심하고, 그 증상이 가슴이 답답하고 열감이 있으며 손바닥에 열이 있는데 심하지는 않다.

【療法】 소해少海·음곡陰谷을 보하고 소부少府를 사한다.

3) 비열脾熱

【見證】 비열이란 것은, 가볍게 손으로 만지면 열熱하지 않고,

무겁게 눌러 근골에 이르러도 또한 열하지 않고, 경輕하지도 중重
하지도 않아 경수輕手와 중수重手의 사이에 열이 있으니, 이것은
기육肌肉에 있으면서 밤이 되면 더욱 심하고, 그 증세는 반드시
태怠하고 눕기를 좋아하며, 사지를 거두지 못하고 움직일 기력이
없다.

【療法】 음릉천陰陵泉·음곡陰谷을 보하고 대도大都·소부少府를 사한다.

4) 폐열肺熱

【見證】 폐열은 가볍게 누르면 나타나고, 무겁게 누르면 전혀
없으며, 벌벌 떨면서 피모皮毛의 위에 나타나고, 해가 기울어지면
더욱 심한데, 그것은 곧 피모의 열인 것이다. 그 증세는 반드시
천해喘咳하고, 오싹오싹 한열이 왕래한다.

【療法】 척택尺澤·음곡陰谷을 보하고 어제魚際·소부少府를 사한다.

5) 신열腎熱

【見證】 신열은 가볍게 누르면 열熱하지 않고, 무겁게 눌러서
뼈에 이르면 그 열이 손을 찌는 것 같아 불과 같고, 뜸을 뜨는
것과 같다. 그 증세는 벌레가 뼈를 먹는 것 같고, 뼈가 인열因熱
하여서 견디지 못하고 또한 침상에서 일어나지 못한다.

【療法】 음곡陰谷을 보하고 연곡然谷·소부少府를 사한다.

6) 삼초열三焦熱

【見證】 오장이 다 열熱한 것은 즉 삼초열三焦熱이니 옹절癰癤과 창이瘡瘍와 오반五般의 치질痔疾이 생긴다.

【療法】 지음至陰·상양商陽을 보하고 삼리三里·위중委中을 사한다. 소해少海·음곡陰谷을 보하고 태백太白·신문神門을 사한다.

① 상초열上焦熱

【見證】 열이 상초에 있는 것은 해수咳嗽로 인하여 폐위肺痿가 된 증상.

【療法】 태백太白·태연太淵을 보하고 소부少府·어제魚際를 사한다.

② 중초열中焦熱

【見證】 열이 중초에 있는 것은 대변이 굳어서 뭉친 증상.

【療法】 삼리三里·곡지曲池·이간二間을 보하고 양계陽谿·양곡陽谷을 사한다.

③ 하초열下焦熱

【見證】 열이 하초에 있는 것은 요혈과 임폐가 되는 증상.

【療法】 지음至陰·상양商陽을 보하고 위중委中·삼리三里를 사한다.

7) 군화君火

【見證】 심화가 편안하지 못한 증상으로서 언어가 정상적이지 않고, 정신이 어리석은 듯 하고, 즐겁지 않고 항상 슬퍼서 울고, 옷을 벗고 담장 위로 올라가는 등의 대광증大狂證을 호소한다.

【療法】 음곡陰谷·소해少海를 보補하고 대돈大敦·소충少衝을 사瀉한다.

8) 상화相火

【見證】 간신화肝腎火의 망동으로 일반양광상태一般陽狂狀態를 발하는 증세.

【療法】 대도大都·음곡陰谷을 보補하고 지구支溝·곤륜崑崙을 사瀉한다.

9) 장열壯熱

【見證】 소장의 열이 성한 것을 지칭한 것으로서 일반평광의 증상을 정呈한다.

【療法】 중완中脘 정正, 임읍臨泣·후계後谿를 보하고 삼리三里·충양衝陽을 사한다.

3. 임상사례

1) 상화치법

오십대 여인이 며느리와 말다툼을 한 후 남편에게 맞아 손바닥의 뼈 한쪽에 작은 상처를 입었다. 밤이 늦은 때에 남편과 잠자리에 들 때 상합의 뜻을 나타냈으나 남편이 괴이하게 여기어 거절하였더니 홀연히 크게 미쳐서 계속 크게 꾸짖고 혹 무릎에 앉아 붙들어 말리기 어언 수 십일이 지난지라. 상화치법相火治法으로써 치료한 지 3, 4차에 병이 완치되었다.

  – 『사암도인침구요결』 중에서

2) 두통, 구건, 인통

이십대 여성으로 약간 말랐으며 직업상 말을 많이 한 후 음식을 포식하여 소화 장애가 생기면서 열이 올랐는데 내리지 아니하고 계속되는지라, 두통과 구건口乾, 인통咽痛이 있어 비정격脾正格과 함께 상양商陽을 보補하고 삼리三里를 사瀉하였더니 열이 내리기 시작하였다. - 『활투사암침법』 중에서

3) 인후종통

이십육 세 된 한 여인이 갑자기 고열이 생기면서 인후종통, 두통이 심하고, 맥이 삭유력數有力하여 실열로 보고서 방광정격膀胱正格과 더불어 각 경락의 화혈火穴을 사瀉하는 치법을 병용하여 1도에 호전되었고, 2도만에 완치되었다. - 『활투사암침법』 중에서

제7장 운기運氣

1. 증후별 치법

1) 육갑지년六甲之年

【見證】 세토歲土가 태과太過하여 우습雨濕이 유행하므로 신수腎水가 사死를 받게 되어 오인吾人이 항시 불쾌감을 느끼며 발에 힘이 없고 발바닥이 아프며 속이 더부룩하고 사지를 놀리지 못하는 증을 호소한다.

【療法】 태백太白을 사하고 경거經渠·부류復溜를 보한다.

2) 육을지년六乙之年

【見證】 세금歲金이 불급不及하여 염화炎火가 성행하게 되므로 견肩, 배背가 무겁고, 콧물이 흐르며, 재채기가 나옴과 함께 해수, 천혈 등의 증을 호소한다.

【療法】 삼리三里·곡지曲池를 보하고 임읍臨泣·후계後谿를 사한다.

3) 육병지년六丙之年

【見證】 세수歲水가 태과하여 한기가 유행하므로 심화心火가 사死를 받게 되어 몸이 덥고, 심心이 조燥하며, 궐음경厥陰經 분야에 한랭을 느끼고, 헛소리를 하며, 가슴이 아픔과 함께 해수, 자한 등의 증을 호소하나 야간이 더욱 중하다.

【療法】 음곡陰谷·소해少海를 사하고 소충少衝을 보한다.

4) 육정지년六丁之年

【見證】 세목歲木이 불급하여 조燥가 성행하므로 늑골이 당기고, 아래배가 아프며, 장명당설腸鳴溏泄 등의 증을 호소한다.

【療法】 이간二間·통곡通谷을 보하고 상양商陽을 사한다.

5) 육무지년六戊之年

【見證】 세화歲火가 태과하여 화사火邪가 유행하므로, 폐금肺金이 사邪를 받게 되어 창질이 유행되며, 소기少氣, 해천咳喘, 혈설血泄, 신열身熱, 골통骨痛 등의 증을 호소한다.

【療法】 소해少海·척택尺澤을 보하고 소부少府·어제魚際를 사한다.

6) 육기지년六己之年

【見證】 세토歲土가 불급하여 풍기風氣가 성행하므로 손설飧泄, 곽란霍亂과 함께 몸이 무겁고, 배가 아프며, 근골불안 등의 증을 호

소한다.

【療法】 양계陽谿·해계解谿를 보하고 속골束骨·임읍臨泣을 사한다.

7) 육경지년六庚之年

【見證】 세금歲金이 태과하여 조기燥氣가 성행하므로 간목肝木이 사邪를 받게 되어 늑골과 소복小腹이 함께 아프며, 귀가 먹먹하고 눈이 붉으며, 다리 종아리가 모두 아픈 증을 호소한다.

【療法】 양계陽谿·해계解谿를 보하고 지음至陰·규음竅陰을 사한다.

8) 육신지년六辛之年

【見證】 세수歲水가 불급하여 습이 성행하므로 부종이 나고, 몸이 무거우며, 유설濡泄, 촉위足痿, 각하동통脚下疼痛 등의 증을 호소한다.

【療法】 경거經渠·부류復溜를 보하고 태백太白·태연太淵을 사한다.

9) 육임지년六壬之年

【見證】 세목歲木이 태과하여 풍기風氣가 유행하므로 비토脾土가 사邪를 받게 되어 손설飧泄, 식감食減과 함께 체중體重, 번조煩燥, 장명腸鳴, 협협脇, 복통 등의 증을 호소한다.

【療法】 규음竅陰·지음至陰을 사瀉하고 협계解谿·양계陽谿를 보補한다.

10) 육계지년六癸之年

【見證】 세화歲火가 불급하여 한寒이 성행하므로 흉胸, 복腹, 협脇, 응膺, 견肩, 양비兩臂와 함께 울모鬱冒, 심통心痛 등의 증을 호소한다.

【療法】 대돈大敦·소충少衝을 보하고 척택尺澤·부류復溜를 사한다.

제8장 내상內傷

1. 의안

『황제내경』「병기病機」에서 말하길 모든 산酸을 구토하는 것은 다 열熱에 속한다 하였고, 「상한론」에서는 구토를 많이 하면 비록 양명증陽明證이 있더라도 공하攻下하지 말라 하였다.

잡병雜病으로 논하면 산수酸水를 구토하는 것이 심하면 산수酸水가 심心을 침입해서 심心이 그 고통을 이기지 못하고, 다음은 산수酸水를 토출吐出하여서 치아로 하여금 산선酸澁하여 서로 대하지 못하게 하니, 신열辛熱한 약藥으로 치료하면 반드시 낫는 법인데, 만약 병기病機의 법法으로 열熱로 취급하고 차게만 하면 그릇된 것이다. 족태음맥足太陰脈의 병이 동하면 배가 부르고, 트림을 잘한다.

제帝가 묻되, 사람의 트림하는 것은 무슨 기氣가 그렇게 만드는

활투사암침법

것인가?

기백岐伯 답하되, 한기寒氣가 위胃에 객客해서 궐역厥逆하면 아래로부터 위로 흩어져서 다시 위胃로부터 나가는 고로 트림이 되는 것이니, 족태음足太陰·양명陽明을 보補해야 되는 것이다.

– 「영추靈樞」 중에서

2. 증후별 치법

1) 탄산吞酸

【見證】 가슴에 산미酸味가 떠올라서 심心을 자극하는 증이다.

【療法】

(1) 심열산心熱酸

상증上證과 같으나 적색赤色을 나타내는 것.

대돈大敦·소충少衝을 보하고, 곡천曲泉·소해少海를 사한다.

해석 : 심정격을 사용한 것이다.

(2) 간열산肝熱酸

상증上證과 같으나 다만 청색靑色을 나타내는 것.

곡천曲泉·음곡陰谷을 보하고, 영도靈道·중봉中封을 사한다.

해석 : 간정격을 응용한 것이다.

(3) 식열산食熱酸

상증上證과 같으나 음식의 자극에 의해 나타나는 것.

① 중완中脘을 정正하고, 단전丹田을 영迎하고, 기해氣海를 사한다.

② 양곡陽谷을 보하고, 함곡陷谷·임읍臨泣을 사하고, 삼리三里를 수隨한다.

해석 : 위정격을 응용한 것이다. 해계 대신에 족삼리를 사용하였다. 금오 선생님도 삼부혈을 응용할 때도 해계 대신에 족삼리를 대신하여 사용하도록 하셨다. 그 이유로 해계혈은 취혈이 쉽지 않고 꽂침은 일반 호침보다 두꺼워 사고가 날 위험이 크기 때문에 안전하게 족삼리로 대신한다고 설명하였다. 이 조문으로 해계혈 대신에 족삼리를 사용해도 위정격의 의미로 충분히 사용할 수 있음을 알 수 있다.

③ 수인瘦人이면 소부少府·대도大都를 보하고, 대돈大敦·은백隱白을 사한다.

해석 : 비정격을 사용한 것이다. 수인瘦人은 마른 사람을 뜻한다. 마른 사람은 금金기가 강하니 음양의 균형을 위해서는 토土기운을 보해주는 것이 좋다. 여기서는 비정격으로 태음습토의 기운을 이용하였다. 앞서 위정격에서는 뚱뚱한 사람에게 사용한다는 명시는 없지만 상대적으로 뚱뚱한 사람들에게 위정격을 사용하고 마른 사람에게는 비정격을 사용한다는 것을 유추할 수 있다.

2) 조잡嘈雜

【見證】 조잡의 증세는 배가 고픈 것도 같으면서 고프지 않고, 통痛한 것 같으면서 통痛하지 않으며, 오농懊憹하여 마음이 스스로 편하지 못한 증症이다.

【療法】 비상脾傷인지라 대도大都·소부少府를 보하고, 은백隱白·대돈大敦을 사한다.

해석 : 비정격을 사용하였다.

3) 애기曖氣: **희기**噫氣

【見證】 트림하는 증證이니, 위胃에서부터 기체氣體가 입으로 올라오는 증證이다.

【療法】 반위反胃인지라 중완中脘·양곡陽谷을 보하고, 임읍臨泣·함곡陷谷을 사한다.

해석 : 위정격을 응용하였다.

3. 임상사례

1) 채독

한 부인이 채독菜毒에 걸린 지 근 10여년에 몸이 굉장히 마르고 위황痿黃한지라 비경정격을 썼더니 아주 효과가 좋았다.

　- 『사암도인침구요결』 중에서

2) 공복통

30대 후반의 여성으로 아주 마른편이고, 장기간 소염제 복용으로 공복통空腹痛이 있고, 식후에는 항시 비만감痞滿感이 있으면서 산통酸痛이 있고, 소화消化를 잘 시키지 못하였다. 또한 성격이 예민하고 생각이 많은 편이라 비정격脾正格을 응용하였더니 1회 시술 후 편안함을 느꼈고, 몇 차례 시술 후 현저한 차도를 보였다.

　- 사암 한방 의료봉사단 임상 례例

3) 삼부혈

47세 뚱뚱한 체형의 여자 환자다. 양방에서 역류성식도염으로 진단받고 한 달 정도 치료 받았으나 차도가 없어 내원하였다. 주 증상으로는 신물이 올라오고 트림을 자주 하며 목에 항상 뭐가 있는 것 같은 이물감을 호소하였다. 복진상 전중혈에 압통이 있었다. 맥은 약하고 침한 편이었으며 갈증이 나면 따뜻한 물을 더 마시고 싶다고 했다. 첫째 날은 역류식도염은 염증이니 열증이라고 생각해서 상열하한으로 생각하고 소상·함곡과 거습해주는 혈자리 위주로 자침했다. 이틀 뒤 다시 내원하였을 때 차도가 없었다. 염증이니 열증이라고 생각했던 것이 잘못된 판단이었다고 생각하여 다시 차분히 살펴보니 열증이라고 판단할 만한 근거가 전혀 없었다. 뚱뚱한 체형에 한증만 있는 것으로 보고 토수가 실한 것으로 다시 판단했다. 규음·간사를 위주로 하여 침치료를 시행했다. 동의보감에 한실결흉에는 지실이중원을 처방하는 것으로 되어있으나 탕약은 가격 부담이 있어서 원치 않아 보험 약 중에 비슷한 구성으로 이중탕을 처방했다. 이틀 뒤 다시 내원하였을 때 목 넘김이 부드러워지고 전중혈 압통이 감소하는 변화가 있었다. 토수실로 보고 규음·간사와 더불어 목화혈을 보해주고 토수혈을 사해주는 이부혈을 더하여 치료했다. 이틀 뒤 다시 내원하였을 때 통증과 목 따가운 증상 등 전체적으로 증상에 호전이 많이 있었다. 이후 5~6회 치료 후 트림, 신물 올라오는 등 초기 내원 시 증상 모두 소실되어 치료를 마무리 했다.

    - 사암 한방 의료봉사단 임상 례例

제9장 허로虛勞

1. 의안

모든 병과 적취積聚는 모두 허虛로부터 일어나고, 허가 백병을 낳는다. 허라는 것은 피모皮毛와 기육肌肉과 근맥筋脈과 골수骨髓와 기혈氣血과 진액津液이 모두 부족한 것이다. 대개 음식이 감소하고 정신이 혼미하며, 유정遺精, 몽설夢泄하고, 요腰, 배背, 흉胸, 협脇, 근筋, 골骨이 당기고 아프며, 조열潮熱, 자한自汗하고, 담痰이 성하고 해수咳嗽하는 것은 모두 허로虛勞의 상증常證이다.

2. 증후별 치법

1) 심로心勞

【見證】 신기神機를 바르게 운용하지 못하는 것이 심로가 되는데, 그 증상으로는 피가 적어서 얼굴에 핏기가 없으며 가슴이 놀

란 것처럼 두근거리고 식은땀이 나며 몽설이 있고 병이 심해지면 가슴이 아프고 목구멍이 붓는다.

【療法】 대돈大敦·소충少衝을 보하고, 음곡陰谷·소해少海를 사한다.

해석 : 심정격을 사용하였다.

2) 간로肝勞

【見證】 힘을 다하여 모려謀慮하면 간로肝勞가 되는데, 그 증세는 근육과 **뼈**가 굽고 경련이 일어나며 심하면 머리가 멍하고 눈이 어둡고 어지럽다.

【療法】 음곡陰谷·곡천曲泉을 보하고, 중봉中封·경거經渠를 사한다.

해석 : 간정격을 사용하였다.

3) 비로脾勞

【見證】 의외의 사려思慮를 과히 하면 비로가 되니, 그 증상은 배가 그득하고 음식을 잘 먹지 못하며, 병이 심해지면 토하고 설사하고 살이 빠지고 팔다리가 나른해진다.

【療法】 소부少府·대도大都를 보하고, 은백隱白·대돈大敦을 사한다.

해석 : 비정격을 사용하였다.

4) 폐로肺勞

【見證】 일이 있는데 미리 걱정을 많이 하면 폐로가 되는데, 그 증상으로는 기가 부족해지며 명치 밑이 차고 아프다. 병이 심해지면 머리털이 마르고 진액이 고갈되며 기침하면서 열이 난다.

【療法】 태백太白·태연太淵을 보하고, 소부少府·어제魚際를 사한다.

해석 : 폐정격을 사용하였다.

5) 신로腎勞

【見證】 긍지와 절개를 지나치게 내세우면 신로腎勞가 되는데, 그 증상으로는 허리뼈가 아프고 유정遺精과 백탁白濁이 있다. 병이 심하면 얼굴에 때가 낀 것 같고 허리가 아프다.

【療法】 경거經渠·부류復溜를 보하고, 태백太白·태계太谿를 사한다. 허虛라는 것은 피모皮毛와 근맥筋脈과 골수骨髓와 기혈氣血과 진액津液이 모두 부족한 것이다.

해석 : 신정격을 사용하였다.

3. 임상사례

1) 식은 땀

한 남자가 20여 세에 항상 식은땀이 나고 기운이 없어서 4km도 걷는 게 불가능하며 몸이 여위어 살이 빠지는 게 심해서 폐경정격을 썼더니 효과가 있었다. - 『사암도인침구요결』 중에서

해석 : 앞서 8장 내상에서 마른 사람에게 비정격을 쓴 것과 유사하다. 현재 환자는 극도로 허해서 살이 많이 빠진 상태로 식은땀도 흘리고 있다. 폐정격은 육기중 태음습토를 보하는 정격이다. 구성을 보면 토土를 보해주고 화火를 사해준다. 현재 환자는 식은땀이 흐르는 것으로 보아 음허화동으로 열증이 있는 것으로 추측이 된다. 때문에 폐정격으로 토를 보해주고 열기를 식혀주어

서 효과가 있었던 게 아닐까 짐작해본다.

2) 만성피로감

30대 중반의 한 남자가 전신이 나른하면서 만성피로감이 있으며, 다른 특징적인 증상은 없었다. 맥脈을 관찰하니 무력하며 늘어진 형상이므로 간로肝勞라고 사려가 되어 곡천曲泉을 보하고, 태충太衝 사하였더니 신효神效하였다. – 『활투사암침법』 중에서

해석 : 간정격을 응용한 것이다. 곡천 음곡을 보하고 경거와 중봉을 사하는 것이 본래 간정격의 구성이다. 여기서는 곡천만을 사용하고 중봉을 대신에 태충을 사하였다. 금오 선생님은 간정격을 사용할 때 곡천보 태충사만 사용하시는 경우가 많았다. 앞서 8장에서 해계혈을 족삼리로 대체하여 사용한 것과 같은 이유이다. 해계 음곡등은 건들이 많아 취혈이 어렵고 자칫 손상을 줄 우려가 있어서 상대적으로 안전한 혈자리로 대신한 것이다.

3) 체중 감소

20대 후반의 남자로 근래 수 개월간 급격한 체중 감소로 인하여 아주 마른 편이었고, 입맛이 없고, 먹어도 소화가 잘 안되며, 혹 설사泄瀉를 하기도 하였다. 평소 성격이 예민한 편으로 매사에 지나치게 신중한지라 비허脾虛로 보고 비정격脾正格을 썼더니 편안한 감을 느꼈고 그 후 2~3차 더 치료 후 전체적으로 생기가 돌았다. – 『활투사암침법』 중에서

4) 안색 창백

30대 후반의 남자로 보통 체격이며 업무로 인한 과로 후 두중頭重, 안정眼睛이 피로하고, 안색이 창백蒼白했다. 이는 간허肝虛로 보아 간정격肝正格을 쓰기 몇 차례에 전반적인 증상에 호전을 보였다. - 『활투사암침법』 중에서

5) 피로감

30대 남자가 초반에 피로감이 심하면서 허리와 척추가 은은하게 아파오고, 간혹 유정遺精도 있으면서 의욕이 상실되어서 신로腎勞로 보고서 경거經渠·부류復溜를 보하고, 태백太白·태계太谿를 사하기 수차례에 신효神效하였다. - 『활투사암침법』 중에서

해석 : 신정격을 사용한 것이다.

제10장 곽란霍亂

1. 의안

곽란霍亂이란 증症은 휘곽揮霍하고 변란變亂하다는 의미이다[1]. 무릇 사람이 속으로 평소에 울열鬱熱이 있고, 밖으로 또 한寒을 느끼면 일시에 음양陰陽이 착란錯亂해지는 것이며, 또 본래 음식을 조절하지 못하고, 생랭生冷을 도度에 넘치게 하여[2] 습열濕熱이 안으로 심하고, 중초中焦가 운전運轉을 잃어 능히 승강昇降하지 못하니 이로 인하여 위로 토吐하고, 아래로 사瀉하는 법法이다.

『황제내경』에 가로되, 토울土鬱의 민병民病이 발發하면 구토嘔吐, 곽란霍亂, 주하注下한다. 또 가로되, 태음太陰이 이르는 곳에 중만中滿과 곽란霍亂과 토吐, 하下가 된다. 또 이르되, 세토歲土가 미치지

---

1) 증상의 변화가 빠르다는 뜻
2) 날것과 찬 음식을 많이 먹어서

못하여 풍風이 대작大作하면 민병民病이 손설飧泄과 곽란霍亂, 체중體重, 복통腹痛하며 근골筋骨이 동요하고 합병合倂한다.

곽란霍亂은 모두 음식 조절 실패 때문이지 귀사鬼邪에 관한 것은 아니다.

2. 증후별 치법

1) 곽란증霍亂證

【見證】 심복心腹이 갑자기 창통脹痛하며, 구토불리嘔吐不利하며, 증한장열憎寒壯熱3)하며, 두통현훈頭痛眩暈하니, 먼저 심통心痛하면 토吐하고, 복통腹痛하면 먼저 하리下利하며, 심心과 복腹이 함께 통痛하면 토吐와 리利가 아울러 생기고, 심하면 전근轉筋이 되고 입복入腹하면 즉사卽死한다.

【療法】 음곡陰谷·소해少海를 보하고, 중완中脘을 정하고, 양곡陽谷·소부少府를 사한다.

2) 곽란전근霍亂轉筋

【見證】 상증上證을 실구悉具하고 근맥筋脈이 도동견체(跳動牽掣; 살이 뒤틀려 돌아가는 것)하는 것.

【療法】 심열心熱인지라 단전丹田을 정하고, 사관(四關; 좌우합곡左右合谷·좌우태충左右太衝)을 영하고, 십선十宣을 사하고, 우방又方: 곤륜崑崙·위중委中·음곡陰谷을 사한다.

---

3) 한기를 싫어해 몸이 으슬으슬 떨리면서도 열이 심해지는 증상.

3) 심흉토혈장명心胸吐血腸鳴

【見證】　가슴이 답답하고 혈血를 토吐하며 장명腸鳴이 되는 것.

【療法】　중완中脘을 정하고, 삼리三里를 보하고, 기해氣海를 사한다.

4) 폭설暴泄

【見證】　별안간 사瀉하는 증證.

【療法】　삼리三里·소부少府를 보하고, 대돈大敦·은백隱白을 사한다.

5) 두통호흡천명頭痛呼吸喘鳴

【見證】　두통頭痛과 함께 호흡呼吸이 천급喘急한 증證.

【療法】　천돌天突·단전丹田을 영하고, 삼리三里를 사한다.

3. 임상사례

1) 소아 설사

　2세 된 소아가 갑자기 젖을 토하고 설사하기를 하루 종일하여 급히 따뜻한 물을 공급하면서 비정격脾正格을 썼더니 토사吐瀉가 멎었다. - 『활투사암침법』 중에서

2) 삼부혈

　찬 콜라와 식은 치킨 조각을 먹은 환자가 위장이 움직이지 않는 느낌과 더불어 오한과 두통, 설사, 팔다리가 쥐가 나는 듯 한 증상을 호소하며 내원하였다. 수목실로 보고 어제魚際혈을 보 한 후 증상이 소실되었다. - 사암 한방 의료봉사단 임상 례例

제11장 구토嘔吐

1. 의안

『황제내경』에 가로되 모든 구토嘔吐가 역逆하여 충상衝上하는 것은 다 화火에 속한다. 위胃와 격膈에 열熱이 심하면 구嘔가 되니 화기火氣가 염상炎上하는 상象이다.

구嘔와 토吐와 얼噦이 다 위胃에 속하는데, 위胃는 총사總司가 되므로 그 기氣·혈血이 많고 적은 증症으로 다른 구실을 할 뿐이다.

구嘔하는 증症은 양명陽明이니, 양명陽明은 다기다혈多氣多血한 고로 소리가 있고, 물체가 있는 증症인데 기혈氣血이 함께 병든 것이며, 토吐라는 증症은 태양太陽이니, 태양太陽은 다혈소기多血少氣한 고로 물체는 있어도 소리는 없는 증症으로 혈血이 병든 증症이오, 얼噦이라는 증症은 소양少陽이니, 소양少陽은 다기소혈多氣少血인 고로 소리는 있어도 물체가 없으며 기氣의 병인 증症이다.

유하간劉河間이 구嘔를 이르되 화기火氣가 염상炎上하는 것이니 이 것은 그저 일단一端일 뿐, 담痰이 중초中焦를 막아서 음식이 내려 가지 않는 것도 있고, 기氣가 역逆하는 것도 있으며, 한기寒氣가 위구胃口를 울鬱하게 하는 것도 있고, 음식이 심폐心肺의 분계分界에 체하여 새로 먹는 것이 내려가지 않고 도리어 나오는 것도 있고, 위중胃中에 화火와 담痰이 있어서 구嘔하는 것도 있다.

2. 증후별 치법

1) 구嘔(습구濕嘔)

【見證】 웩웩 소리와 함께 음식물을 토吐하는 증證.

【療法】 화火에 속한지라 음곡陰谷·소해少海를 보하고, 대돈大敦·소 충少衝 사한다.[4]

2) 토吐

【見證】 울컥 토吐하면서도 웩웩 소리가 없는 증證.

【療法】 비약脾弱인지라 소부少府·대도大都를 보하고, 대돈大敦·은 백隱白을 사한다.

3) 얼噦(건구乾嘔)

【見證】 웩웩 소리를 내면서도 아무것도 토吐하는 것이 없는 증證.

【療法】 위허胃虛인지라 양곡陽谷·해계解谿를 보하고, 임읍臨泣·함

---

4) 심정격의 오타인지 심열을 내리기위한 심정격의 변형인지는 분명하지가 않다.

곡陷谷을 사한다.

4) 식비토식食痺吐食

【見證】　식비食痺란 것은 먹는 것을 마치고 나면 심하心下가 통痛하고, 음음陰陰해서 무엇이라 이름 할 수도 없고, 견디지도 못하며, 토吐해 버려야만 통痛이 멎으니, 이것은 위기胃氣가 역逆해서 하행下行하지 못하기 때문이다.

【療法】

(1) 양곡陽谷·삼리三里를 보하고, 함곡陷谷·임읍臨泣을 사한다.

(2) 대돈大敦·소충少衝을 보하고, 소해少海·음곡陰谷을 사한다.

통痛하면서 구역嘔逆하는 것은 한寒이 되는 것이니, 경經에 이르되 한기寒氣가 장위腸胃에 객客하여 역상逆上하는 고로 통痛하며 구嘔한다 하였다.

3. 임상사례

1) 토사

한 남자가 매양 여름이면 토吐, 사瀉를 빈작頻作하여 기사지경幾死之境에 이르는지라 비경정격脾經正格을 썼더니 수도數度에 병病이 낫더라. - 『사암도인침구요결』 중에서

2) 현훈 두통 오심

43세 된 여성으로서 보통 체격인데, 아침마다 현훈眩暈, 두통頭

痛, 오심惡心이 있으면서, 심하면 구토嘔吐까지 겸하였다. 맥脈은 아주 긴삭緊數하며, 열熱이 심한 상태로서 일단 상화지기相火之氣가 치성한 것으로 보아서 담승격膽勝格에 삼리三里를 사하고, 지음至陰 보5)하여 1회 시술 후 증상이 반감半減하였으며, 2회 시술 후에는 증세가 완전 소실되었다. – 『활투사암침법』 중에서

3) 과식 후 구토

30대 초반의 한 남자가 평소에 소화불량, 심하비증心下痞症이 늘 있으면서 조금만 과식을 하여도 바로 구토嘔吐하는 경우가 수년간 계속되었다. 맥脈은 삭數하고, 마른 체질이어서 비허증脾虛證으로 판단하여서 대도大都를 보하고, 대돈大敦·은백隱白을 사하니 몇 차 례 만에 쾌차하였다. 마르고 열熱이 많은 체질이어서 화경火經의 화혈火穴인 소부少府는 생략하였다. – 『활투사암침법』 중에서

4) 소화불량 구토

30대 후반의 한 여성이 평소에는 두통頭痛과 더불어 소화불량 이 있으면서 음식을 먹으면 곧바로 토吐하기를 1년이 넘었다. 체 질이 비만肥滿하여, 습담濕痰이 많은 체질이라고 생각되어, 위정격 胃正格과 대장정격大腸正格으로 5회 치료 후부터 증상이 거의 소실 되었다. – 『활투사암침법』 중에서

---

5) 담승격에 방광정격의 일부를 운용한 것으로 상화지기를 내리고 방광경
   을 자극하여 열을 내리기 위한 방법으로 보인다.

5) 전신무력

35세의 마른체격의 여성으로 10여 일 동안 계속해서 음식이 들어가면 토하여 음식물을 먹을 수 없으며 전신이 무력하면서 2, 3차례 졸도를 하였다. 평소 울화鬱火가 있고, 제부동계臍部動悸가 있어 소부少府를 생략하고 비정격脾正格을 썼더니 1회 시술 후 구토가 멎었다. - 『활투사암침법』 중에서

제12장 열격噎膈(반위反胃)

1. 증후별 치법

1) 대장열大腸噎

【見證】 열熱이 대장大腸에 맺혀서 음식이 위胃에 들어가면 곧 토吐하고 겸하여 대변大便이 나오지 않는 증證.

【療法】 폐탁肺濁인지라 삼리三里·곡지曲池를 보하고, 통곡通谷·후계後谿를 사한다.

해석 : 삼리 곡지 보는 대장정격의 의미이다.

2) 소장열小腸噎

【見證】 대장열大腸噎과 같고 다만 혈맥血脈이 조燥할 뿐이다.

【療法】 심조心燥인지라 후계後谿·임읍臨泣을 보하고, 통곡通谷·전곡前谷을 사한다.

해석 : 소장정격의 의미이다

3) 삼양열三陽噎

【見證】 삼양三陽에 열熱이 맺혀서 맥脈이 홍삭洪數, 유력有力하며 대소변이 불통하고 음식이 들어가지 않으며 혹 들어갔다가도 다시 토吐하는 증證.

【療法】 방광허랭膀胱虛冷인지라 상양商陽·지음至陰을 보하고, 삼리三里·위중委中을 사한다.

해석 : 방광정격의 의미이다.

제13장 애역呃逆

1. 증후별 치법

1) 애역呃逆

(1) 폐애肺呃

【見證】 기역상충氣逆上衝으로 인하여 소리가 나는 증證이니 속俗에서 소위 딸꾹질이 그것으로서 이것은 폐기불창肺氣不暢에서 오는 애역呃逆을 말한다.

【療法】 폐탁肺濁인지라 삼리三里·곡지曲池를 보하고, 양곡陽谷·양계陽谿를 사한다.

해석 : 대장정격이다

(2) 심애心呃

【見證】 심기불순心氣不順으로 해서 오는 애역呃逆을 지칭한다.

【療法】 대돈大敦·소충少衝을 보하고, 음곡陰谷·소해少海를 사한다.

해석 : 심정격이다.

2) 냉애冷呃
【見證】 입을 벌릴 때 양기陽氣가 적당히 상승하였다가 한기소습
寒氣所襲으로 인하여 양불득월陽不得越이 되어 발發하는 딸꾹질이다.
【療法】 경거經渠·부류復溜를 보하고, 태계太谿·태백太白을 사한다.
해석 : 신정격이다

3) 습애濕呃
【見證】 비위허한脾胃虛寒에서 유발되는 애역呃逆이다.
【療法】 토패土敗인지라 소부少府·대도大都를 보하고, 대돈大敦·은
백隱白을 사한다.
해석 : 비정격이다

3. 임상사례
1) 딸국질
40대 초반의 한 남자가 한번 딸꾹질을 하면 수일 동안 멈추지
않는 것이 수년간 되었다. 약간 신경을 쓰고, 사려과다하면 소화
장애와 더불어 딸꾹질이 난다하여 심애心呃로 보고 소충少衝·대돈
大敦 보補하니 일도一度에 쾌차快差하였다. － 『활투사암침법』 중에서

제14장 해수咳嗽

1. 의안

　『황제내경』에서 말하기를, 한寒에 상傷한 것은 경미하면 해咳가 되고, 심하면 설泄이 되고, 통痛이 된다 하고, 난경難經에서는 형形이 차고, 냉冷한 것을 마시면 폐肺를 상하고, 폐肺가 상하면 기침을 한다고 하였다. 무릇 가을에 습濕에 상하면 겨울에 반드시 기침하는 것은 대개 가을에 습濕에 상傷한 것이 비脾에 쌓이니, 가을의 기氣가 맑고, 엄숙하여야 하는 법인데, 만약 반대로 동動하면 기氣가 반드시 상충上沖하여 해咳가 되고, 해咳가 심하면 비脾의 습濕이 동해서 담痰이 된다.

　해咳라는 것은 무담유성無痰有聲한 것이니 폐기肺氣가 상상傷해서 맑지 않은 것이며, 수嗽라는 것은 무성유담無聲有痰한 것이니 비습脾濕이 동動해서 담痰이 되는 것이고, 해수咳嗽란 것은 폐기肺氣가 상傷

하는 것으로 인하여 비습脾濕또한 동動하는 것인 고로 해咳와 수嗽를 겸한 것이다.

2. 증후별 치법

1) 열담해熱痰咳

【見證】 습濕이 심心에 있는 것이니 해咳하면 심心이 아프며, 목에서 객객 소리가 나고, 목구멍이 깔깔하며, 심하면 인종후비咽腫喉痺를 겸소兼訴한다.

【療法】 허虛인지라 천돌天突을 사하고, 대돈大敦·소충少衝을 보하고, 태백太白·태계太谿를 사한다. 심정격을 시술하였는데, 심정격에서 태백(土土土)을 사하고 대돈(木木木)을 보하는 혈성6)血性을 볼때 열담해의 증상을 앓고 있는 환자가 다소 퉁퉁하고 운동성이 부족한 환자임을 유추해 볼 수 있다.

2) 간풍수肝風嗽

【見證】 습濕이 간肝에 있는 것이니 해咳하면 양협兩脇이 아파서 전측轉側하기 불능한 증證을 호소한다.

【療法】 슬관膝關·곡천曲泉을 횡하고, 대돈大敦·용천湧泉을 보하고, 태백太白·태충太衝을 사한다.7)

---

6) 천부혈의 속성.
태백 : 족태음비경의 토혈로서 土土土의 혈성을 지님
대돈 : 족궐음간경의 목혈로서 木木木의 혈성을 지님
7) 간한격(음곡, 곡천 보, 태충, 태백 사)에 목혈(대돈, 용천)을 보한 것으로 보인다.

3) 폐기해肺氣咳

【見證】 습습濕이 폐肺에 있는 것이니 해咳하면 가쁜 소리가 나며 심하면 피를 뱉는 증證을 호소한다.

【療法】 천돌天突·음곡陰谷·경거經渠를 보하고, 척택尺澤·음릉천陰陵泉을 사한다.

4) 신한천腎寒喘

【見證】 습습濕이 신腎에 있는 것이니 해咳하면 요배腰背가 서로 당기며 아프고, 심하면 해연咳涎이 많은 증證.

【療法】 경거經渠·부류復溜를 보하고, 태백太白·태계太谿를 사한다.

5) 효천哮喘

【見證】 담천痰喘이 심하여 후중喉中에 수계성水鷄聲이 있는 증證.

【療法】 천돌天突을 사하고, 단전丹田을 영하고, 액문液門·해계解谿를 보하고, 중저中渚·함곡陷谷을 사하고, 우방又方 대돈大敦을 보하고, 태백太白을 사한다.[8)]

3. 임상사례
1) 성침 불능

한 남성이 60여 세에 외신外腎이 항시 뻣뻣하여 매일 밤에 응

---

8) 천부혈인 대돈과 태백의 보사를 통해 효천을 앓고 있는 환자가 퉁퉁하면서 운동성이 부족한 편임을 유추해볼 수 있다.

색應色하기 육칠도六七度나 도로 마찬가지여서 밤낮 성침成寢이 불능하며, 양족兩足이 위벽痿躄하고, 손도 또한 불리不利한지라 심신허心腎虛에 상관이 아닌가 하여 대돈大敦·소충少衝 보補, 태백太白·태계太谿 사瀉하기 수도數度에 병이 그쳤다. 해수咳嗽라는 것은 원래 심心, 간肝, 신腎에 비토脾土가 기寄하여 작조作㷱하는 것이다. 그러나 혹 어혈瘀血이 있는 자는 어혈瘀血을 치治하고, 혹 노채勞瘵로 기인하는 자는 노채勞瘵를 치治하되, 원방元方에는 찰색분치察色分治하면 많은 효험이 있더라. - 『사암도인침구요결』 중에서

2) 건해

① 27세 된 여자가 몇 개월 째 계속 건해乾咳를 하면서 체중 감소를 동반해서 내원하였다. 본래 선천적인 체질이 수척한 것으로 보아서 태음습토太陰濕土의 기능이 부족하다고 여겨져 태백太白·태연太淵을 보하고, 소부少府·어제魚際 사하기 4회 만에 건해乾咳가 완전히 소실되었다. - 『활투사암침법』 중에서

② 30대 중반의 여성으로서 몇 년 째 건해乾咳로 시달리면서 각종 치료를 다했으나 별로 차도가 없었다. 맥脈은 세삭細數하고, 수척한 체질이어서 수태음폐手太陰肺의 정격正格을 수차례 시술 후 증세가 호전되었다. 그 후 1년 만에 다시 내원하였는데, 그 증세가 그대로 재발되어서 다시 같은 방법으로 치료하니 신효神效하였다.

- 『활투사암침법』 중에서

3) 해수와 황색담

32세의 보통 체격의 여자로 수년 동안 해수咳嗽와 함께 황색담黃色痰이 나오면서 전신무력증으로 시달리며, 맥脈이 약간 삭數하고 피부도 약간 거칠어서 폐열肺熱로 보고 폐한보肺寒補하기 몇 차례에 객담喀痰과 해수咳嗽가 반감半減하였다.

－ 『활투사암침법』 중에서

제15장 적취積聚

1. 의안

「영추靈樞」에 가로되 희노喜怒를 절제하지 않으면 장臟을 상傷하고, 장臟을 상傷하면 허虛한 것인데, 풍우風雨가 그 허虛를 엄습하면 병이 위에서 일어나 맥脈이 유착하여 떠나지 않고, 머물러 적積을 이루는 것이다. 적積은 음기陰氣이며, 취聚는 양기陽氣이니 그러므로 음陰은 침沈하고 복伏하며, 양陽은 부浮하고 동動하는 것이다.

기氣의 쌓인 것을 적積이라 하고, 기氣의 모인 것을 취聚라고 하니, 적積은 오장五臟에서 나는 것이고, 취聚는 육부六腑에서 이루어지는 것이며, 적積은 음기陰氣로 인하여 발發하는 것이니, 그것이 처음 발생할 때에 상처常處가 있고, 통痛할 때에 부위를 떠나지 않으며, 상하가 종시終始가 있고, 좌우에 규竅하는 곳이 있는 것이며, 취聚라는 것은 양기陽氣로 인하여 발發하는 것이니, 그의 시

발始發하는 것이 근본과 상하가 없고, 류留하고 지止하는 것이 없으며 그 통痛하는 증症이 상처常處가 없으므로 적積과 취聚를 분별하기가 어려운 것이다.

2. 증후별 치법

1) 비기肥氣

【見證】 간肝의 적積을 비기肥氣라고 하니, 좌협左脇의 밑에 있어서 잔을 엎어 놓은 것과 같고, 두頭와 족足이 있고, 오래 낫지 않으면 해역咳逆을 발發하는데, 방서方書에서는 협통脇痛이라고 하였다. 현학痃瘧이 해마다 발發하여 그치지 않는다.

【療法】 곡천曲泉·음곡陰谷을 보하고, 경거經渠·중봉中封을 사한다.

2) 복량伏梁

【見證】 심心의 적積을 복량伏梁이라고 하는데, 제상臍上으로부터 일어나서 크기가 팔뚝과 같은데 위로 심장心臟의 밑까지 이르러 오랫동안 낫지 않으면 심心이 번거로워진다.

【療法】 대돈大敦·소충少衝을 보하고, 음곡陰谷·소해少海를 사한다.

3) 비기痞氣

【見證】 비脾의 적積을 비기痞氣라고 하는데, 위완胃脘에 있어서 반盤과 같은 것이 엎어져 있으며 오래 낫지 않으면 사지四肢를 거두지 못하고 황달黃疸을 발發하며 먹은 음식이 살이 되지 않는다.

【療法】 소부少府·대도大都를 보하고, 대돈大敦·은백隱白을 사한다.

4) 식분息賁

【見證】 폐肺의 적積을 식분息賁이라고 하는데, 천식喘息이 치밀어 위로 행하고, 우협右脇의 밑에 있으며 잔을 엎어 놓은 것과 같으니, 오래 낫지 않으면 주석(酒淅; 오싹오싹하는 것)하게 한열寒熱하고, 천해喘咳하며, 폐옹肺癰을 발發한다.

【療法】 태백太白·태연太淵을 보하고, 소부少府·어제魚際를 사한다.

5) 분돈奔豚

【見證】 신腎의 적積을 분돈奔豚이라고 하는데, 소복小腹에서 발發하여 위로 심하心下에까지 이르러 돼지의 모양과 같고 혹 내리고 혹은 오르는 증症이 때가 없어 오래 낫지 않으면 천역喘逆하고, 골위骨痿하며, 소기少氣한다.

【療法】 경거經渠·부류復溜를 보하고, 태백太白·태계太谿를 사한다.

3. 임상사례
1) 위완에 적

30세 한 남자가 위완胃脘에 적積이 있어 누르면 통악痛惡하고 2, 3월 간격으로 혹 변혈便血을 작作하는지라 비적방脾積方을 썼더니 유효하더라. 그러면 변혈便血은 비병脾病으로 해서 그런 것인가?
 - 『사암도인침구요결』 중에서

2) 제상 적취

35세 한 여인이 제상臍上으로부터 팔뚝 같은 적취積聚가 있어서 복진시에 동통疼痛을 호소하였다. 체격은 보통이며, 약간 내성적 성격으로서 소화장애를 동반했으며, 맥脈은 약간 느린 편이므로 복량증伏粱證으로 판단하여서 소충少衝·대돈大敦을 보하고, 소해少海 사하기를 3회 만에 동통이 사라지고, 뭉쳤던 적취積聚가 풀어졌다.

　　－ 『활투사암침법』 중에서

3) 동통

35세의 마른 편인 부인으로 성격은 내성적이며 섬세한 편이었다. 전신이 무력하면서 동통疼痛이 있는지라 복진腹診을 했더니 제상부臍上部에서 심하부心下部까지 딱딱하게 뭉쳐 있고 항상 비만痞滿이 있으며 태식太息을 자주 하는지라 심정격心正格과 담승격膽勝格을 함께 썼는데 치료 후 상당히 편안함이 있었다.[9]

　　－ 『활투사암침법』 중에서

---

9) 심정격과 담승격을 같이 쓴 형태인데, 마른 사람임에도 불구하고 담승격(상양,규음 보, 양곡,양보 사)를 운용한 것을 볼 때 평소의 환자가 공격적이고 화를 잘 내는 少陽之氣가 강한 것으로 유추해볼 수 있다.

제16장 부종浮腫

1. 의안

『황제내경』에 가로되 모든 습濕과 종만腫滿하는 것은 다 비토脾土에 속한다. 삼음三陰이 맺히는 것을 수水라고 한다. 주註에 삼음三陰이 맺힌다는 것은 비脾와 폐肺의 경맥經脈이 함께 한결寒結한 증症이니, 비폐脾肺가 결結하면 기氣가 화化하여 수水가 된다.

2. 증후별 치법

1) 양허부종陽虛浮腫(기허氣虛)

【見證】 대부분 비인肥人에게 많이 나타나는데, 보통 저녁에는 완만하여 너그럽고, 아침에는 급急한 증證이다. 다음多飮하면 심해진다.

【療法】

(1) 곡지曲池·삼리三里를 보하고, 양곡陽谷·양계陽谿를 사한다.

: 대장정격

(2) 양곡陽谷·해계解谿를 보하고, 함곡陷谷·임읍臨泣을 사한다.

: 위정격

(3) 협계俠谿·통곡通谷을 보하고, 상양商陽·규음竅陰을 사한다.

: 담정격

2) 음허부종陰虛浮腫(혈허血虛)

【見證】 수인瘦人에게 많으며, 보통 아침에는 완만하여 너그럽고, 저녁에는 급急한 증證이며, 이수利水를 시키면 사死한다.

【療法】 수기水氣를 보충해야 하므로 아래와 같이 치료한다.

(1) 열熱이 많아서 맥삭脈數한 경우, 후계後谿·지음至陰을 보하고, 통곡通谷·삼리三里를 사한다(방광정격에서 상양대신 후계를, 위중 대신 통곡을 사하였음).

(2) 비상脾傷인 경우, 대도大都·소부少府를 보하고, 은백隱白·대돈大敦을 사한다.

(3) 맥완무력脈緩無力한 경우, 곡천曲泉·음곡陰谷을 보하고, 중봉中封·경거經渠를 사한다.

3. 임상사례

1) 전신부종

45세 된 한 부인이 전신부종全身浮腫으로 수년간 각종 치료를 다 받았으나 별로 호전되지 않았다. 아침에는 부종浮腫이 심하고,

저녁에는 거의 없는 경우이며, 체격은 비인肥人이었다. 일단 습담濕痰이 많은 체질로 보아서 대장大腸·위정격胃正格에다 비승격脾勝格을 배합하여서 5~7회 시술하니 완쾌되었다.

— 『활투사암침법』 중에서

2) 하지부종

43세 한 여인이 기타 증상은 없고 전신부종全身浮腫만 있는데, 조금만 음식을 많이 먹거나 물을 마시면 즉시 몸이 붓는 증상이 나타났으며, 특히 하지부종下肢浮腫을 같이 호소하였다. 체격은 약간 뚱뚱한 편이어서 대장大腸·위정격胃正格과 더불어 담정격膽正格을 병용해서 2회 치료 후 다리가 저리는 증은 소실되고, 그 후 수차례 치료하였더니 부종浮腫도 거의 없어졌다.

— 『활투사암침법』 중에서

3) 전신하지부종

56세 된 남자 환자로 체격은 보통인 편이고 2년 전 여름 논에서 일하고 돌아온 후 점차 몸이 붓기 시작하여 전신부종全身浮腫이 왔으며, 특히 하지下肢의 부종浮腫이 심하였다. 평소 무한無汗하며 성격은 소심하고 의심이 많은 편이었다. 비주운화脾主運化의 의미로 비정격脾正格으로 시술 후 하지부종下肢浮腫이 현저히 감소하였다. 그 후 2~3회 더 시술 후 거의 부종浮腫이 소실되었다.

— 『활투사암침법』 중에서

제17장 창만脹滿

1. 의안

『황제내경』에 족태음의 경맥에 병이 들면 배가 창만하고, 족양명의 경맥에 병이 들어도 또한 배가 창만하다고 하였다. 태음에 이르는 곳에 음식이 소화되지 않고 창만이 된다고 하니, 비가 음중의 태음이 되므로 양이 없으면 능히 오곡을 소화하지 못하고 크게 차가워져서 창만이 되는 것이다. 맥경에 이른바 위 속이 차가우면 창만한다는 것이 즉 그 말이다.

대개 사람은 칠정으로 안에서 상하고 육음으로 밖에서 상하며, 음식을 부절제하게 먹고 방로가 과도하여 비토의 음이 상한다. 운수하는 기관이 역할을 못하면 위가 음식을 받아도 소화를 못하여서 양이 제대로 오르고 음이 내려서 천지가 교태하지 못해서 막히게 된다. 이때에는 맑은 것과 탁한 것이 서로 혼잡하고 수도가 옹색하여 탁혈이 되고 담과 울이 열이 되면 열이 오래 머물러서 기화하여 습을 이루고 습과 열이 서로 합하여 창만이 된다.

2. 증후별 치법

1) 한창寒脹

【見證】 배가 가득하고, 물이 있으며, 때로 줄어들기도 하고 토하고 설사하며 손발이 찬 것이니, 마땅히 따뜻하게 다스려야 한다.

【療法】

(1) 심허心虛이면 대돈大敦·소충少衝을 보하고, 소해少海·음곡陰谷을 사한다.

해석 : 심정격이다.

(2) 비상脾傷인 경우 대도大都·소부少府를 보하고, 대돈大敦·은백隱白을 사한다.

해석 : 비정격이다.

2) 열창熱脹(실창實脹)

【見證】 양陽이 음陰과 병합되면, 양陽은 실實하고, 음陰은 허虛하니, 양陽이 성盛하면 외열外熱이 나고, 음陰이 허虛하면 내열內熱이 나서 내부에서 창증脹證이 시작되어 외부에까지 번진 것으로서 소변小便이 적삽赤澁하고, 대변大便이 비결秘結되며, 기색氣色이 홍량紅亮하고, 성음聲音이 고상高爽하며, 맥脈은 부浮·삭數·활滑·유력有力하고,

음식이 여상如常한데 복중창만腹中脹滿한 증證이다.

【療法】 심실心實인지라 단전丹田을 탈奪하고, 음곡陰谷·곡천曲泉을 보하고, 태백太白·신문神門을 사한다.

해석 : 간정격(음곡·곡천-보) + 심승격(태백·신문-사)이다.

3) 곡창穀脹

【見證】 주림과 배부른데 상하고, 비민痞悶하고, 피부皮膚가 팽창膨脹하여 비만작산肥滿作酸하고, 아침에는 음陰이 사라지고 양陽이 성盛하여져 곡기穀氣가 운행運行하기 쉽고, 저녁에는 음陰이 성盛하고 양陽이 사라져서 곡기穀氣가 화化하기 어려우며(조식朝食은 가하나, 모식暮食은 불능하다), 제중臍中이 돌출한 증證.

【療法】 폐허肺虛인지라 중완中脘을 영하고, 신문神門·태연太淵을 보하고, 어제魚際·대도大都를 사한다.

해석 : 폐정격(태·연-보, 어·제-사) + 신·문-보, 대·도-사는 이해하기 어렵다. 향후 학회 등을 통해 논의가 필요할 수 있다.

4) 수창水脹

【見證】 비토脾土가 습濕을 받으면, 물이 장위腸胃에 침지浸漬해서 피부皮膚에 넘치고, 녹록(漉漉, 꾸르룩꾸르룩 하는 소리)하게 소리가 나며, 정충怔忡이 있으며, 숨이 찬 증證.

【療法】 신일腎溢인지라 수분水分을 사하고, 태백太白·태계太谿를 보하고, 경거經渠·부류復溜를 사한다.

5) 기창氣脹

【見證】 칠정七情이 울결鬱結하면 기도氣道가 옹색壅塞하여 위에서 내려오지 못하고, 밑에서 올라가지 못하여 물마시기를 싫어하고, 얼굴빛이 희며, 복대腹大하고, 사지四肢가 수삭瘦削한 증證이다.

【療法】 폐실肺實인지라 고황膏肓을 보하고, 소부少府·노궁勞宮을 영하고, 용천湧泉·연곡然谷을 사한다.

해석 : 노궁은 피로의 궁전이라 하여 정신적인 과로에 많이 쓰는 혈자리이다. 심과 심포경의 화혈을 보했고 신경의 목혈과 화혈을 사하였다. 상병하치 하병상치의 원리에 따라 생각해 보면, 상열하한의 상태에서 심경과 심포경의 화혈로 하한의 상태를 치료하고 신경의 목혈과 화혈을 사함으로서 상열로 치받아 오르는 상태를 치료하여. 기기순환이 막혀있는 상태를 개선하려고 한 것이 아닐까 추측한다.

6) 혈창血脹

【見證】 번조煩躁하여 물을 먹으며, 미망迷忘하고, 경광驚狂하며, 통민痛悶하고, 구역嘔逆하며, 소변小便이 많고, 대변大便이 검은 것인데, 부인婦人에게 많은 증證이다.

【療法】 어혈瘀血이 있는 것이니 후계後谿·임읍臨泣을 보하고, 전곡前谷·통곡通谷을 사한다.

해석 : 소장정격이다. 수태양소장경은 태양한수의 기운과 소장(화)의 기운이 같이 있는 경락이다. 사람 몸에서 '따뜻한 물'='피'로 취상할 수 있다. '심 – 소장' 관계에서도 혈액순환과의 연관성

을 찾아볼 수 있다. '어혈'이 있을 때 소장정격을 많이 사용한다.

7) 습창濕脹(위창胃脹)

【見證】 배가 더부룩하고, 위완胃脘이 아프며, 코에서 초취(焦臭, 단내)가 나서, 음식에 방해되며, 대변난大便難을 호소하는 증證.

【療法】 위패胃敗인지라 기해氣海를 영하고, 양곡陽谷을 보하고, 임읍臨泣·함곡陷谷을 사한다.

해석 : 위정격(해계 양곡-보, 임읍·함곡-사)의 변형이다.

3. 임상사례
1) 종창

한 남자가 전신이 종창腫脹하였다가 외후外候가 진청盡淸하였으나 음경陰莖만은 마찬가지로 하월夏月인지라 심허心虛와 동증同證인데다가 바야흐로 이질痢疾의 여증餘證으로 신수腎水가 범분泛溢하였으므로 태백太白·태연太淵을 보하고, 경거經渠·부류復溜를 사하였더니 일도一度에 병감病減하고, 이도二度에 쾌차快差하더라.

　– 『사암도인침구요결』 중에서

2) 황달 복수

56세의 한 남성이 4년 전 황달 발병으로 치료 후 복수가 차기 시작하여, 2년 전에는 간경화로 치료 후 상태가 악화되면서 조금씩 계속 복수가 차오른다고 했다. 평소에 과음을 하는 편이었으며 간질환 발병 후에는 삼가고 있으나 근래에 들어서는 자한自汗, 도한盜汗의 증세까지 겹치면서 다방면으로 치료를 하였으나 별 차도를 느끼지 못하고 있다고 했다. 여러 가지 정황으로 미루어 보아 이는 태음습토太陰濕土의 비脾의 운화기능運化機能 실조失調로 보였으며, 더구나 왜소한 체격이어서 족태음비경足太陰脾經 정격正格을 썼더니 1회 시술 후 차도를 보이기 시작하여 2회 시술 후에는 복수가 절반으로 감소하였다. 그 후 2, 3회 더 시술한 끝에 복수가 완전히 소실되었다. 이로 미루어 보아 이는 간장과 관련된 질환으로 보아 다른 경락을 취할 수도 있겠으나 수기水氣의 흐름이 원활하지 못하여 발생한 것으로 생각되어 중앙토中央土의 기운을 강화시켜줌으로 인해서 전신의 소통을 원활히 해주고 더구나 말랐다고 보아 태음습토太陰濕土의 보충이 기본적으로 이 환자의 음양에 맞는 것으로 여겨진다. – 『활투사암침법』 중에서

3) 위완통

50대의 약간 통통한 체구의 부인이 항시 위완통胃脘痛이 있고 복부창만腹部脹滿하면서 동통疼痛이 있는지라 맥脈을 보았더니 상당히 무력無力하였다. 가정문제로 오랜 기간 울화鬱火가 쌓여 있어 말끝에 눈물이 고였으며, 변비便秘와 함께 소변불리小便不利가 있어 위정격胃正格과 함께 소충혈少衝穴을 보했는데 통증이 반감半減하였다.

– 『활투사암침법』 중에서

제18장 소갈消渴

1. 의안

『황제내경』에 가로되, 무릇 소병消病이란 것은 귀하고 살찐 사람의 고량병膏粱病이니, 감미甘美한 것을 많이 먹으므로 인하여 살이 찌는 것이다. 그러므로 기운이 위로 넘쳐서 전변하여 소갈이 되는 것이다.

「주註」에 이르되, 단 것을 많이 먹어 살이 찌면 주리가 치밀하게 되어 양기가 밖으로 새어나가지 못하므로 속이 열하게 된다. 감미의 성질은 화和하고 완緩하여서 발산發散하고 역逆하는 고로 단 것이 능히 중만中滿을 이루는 것이다. 그래서 속이 열熱하면 양기陽氣가 염상炎上하고, 양기陽氣가 염상炎上하면 마시기를 좋아하고, 목구멍이 마르는 것이요, 속에서 양기陽氣가 유여有餘하니 유여有餘하면 비기脾氣가 위로 넘치는 고로 소갈消渴이 된다.

2. 증후별 치법

1) 상소上消

【見證】 혓바닥이 붉고, 벌어지며, 대갈大渴하여 물을 계속 마시려한다. 이를 격소膈消라고 한다.

【療法】 심열心熱이니 소해少海·음곡陰谷을 보하고, 신문神門·태백太白을 사한다. 우방又方 소충少衝·대돈大敦을 사한다.

2) 중소中消

【見證】 잘 먹는 반면에 몸이 마르고 자한自汗하며, 대변大便이 조조燥하고 소변小便이 잦으니, 이른바 병病이 이루어지면 소중消中이 된다는 것이다.

【療法】 이양二陽이 맺힌 것(대장과 위에 열熱이 맺힌 것)이니 이간二間·내정內庭을 보하고, 양계陽谿·삼리三里를 사하고, 통곡通谷을 수한다.

3) 하소下消

【見證】 번조煩躁하고 물을 계속 찾으며, 이륜(耳輪, 귓바퀴)이 초건焦乾하고, 소변小便이 기름 같고, 무릎과 다리가 마르고 가느니, 이른바 초번焦煩하면 수水가 갈竭한다는 것이다.

【療法】 지음至陰·상양商陽을 보하고, 삼리三里·위중委中을 사한다.

3. 임상사례

1) 혈당

50대 중반의 한 여성이 평소 혈당이 높아서 치료를 계속 받다가, 본원에 내원해서 한방치료를 받기를 원했는데, 구갈口渴도 없고 다만 혈당 검사 상에 수치만 높게 나왔다. 평소에 심적으로 부담이 많은 사람이었으며, 여러 가지 집안 일로 항상 불안한 상태였다. 체격을 보니 많이 뚱뚱한 경우여서, 우선 대장大腸·위정격胃正格을 기본으로 치료하면서, 우선 마음의 안정을 권유하고 1주 2회씩 한 달 치료 후에 재차 혈당검사를 하니 정상으로 돌아왔다. 그 후에도 계속 틈만 나면 침鍼치료를 해서 혈당치가 정상을 유지했다. - 『활투사암침법』 중에서

제19장 정精

1. 증후별 치법

1) 유정遺精, 몽정夢精

【見證】 처음에는 군화君火가 안정하지 못한 데 원인이 있지만 오래되면 상화가 천권(擅權, 저절로 작용)해 정액이 나오면서 멎지 않는다. 심하면 밤에 몽설夢泄하고, 낮에도 활류滑流한다.

【療法】 신정격腎正格과 심정격心正格을 병용한다. 대돈大敦·소충少衝을 보하고, 태백太白·태계太谿를 사한다.

2) 정활탈精滑脱

【見證】 실정失精하는 사람은 대부분 아랫배가 현급弦急하여 귀두가 차고, 눈이 어지러우며, 털이 빠지고, 맥脈이 극히 허虛하며 규芤하고, 지遲하면 혈血이 망亡하여 정精을 상실한다.

【療法】 신상腎傷인지라 경거經渠·부류復溜를 보하고, 태백太白·태계太谿를 사한다.

3) 백음白淫

【見證】 생각은 끝이 없는데 원하는 것을 얻지 못하고 자포자기 하여 방사를 지나치게 하여 종근宗筋이 늘어지면 근위筋痿가 되고 백음白淫이 되기까지 한다.

【療法】 태백太白·태연太淵을 보하고, 소부少府·어제魚際를 사한다.

4) 습담濕痰이 스며들어 유정遺精이 되는 경우

【療法】 대장정격大腸正格과 위정격胃正格을 병용한다. 삼리三里·곡지曲池를 보하고, 양계陽谿·함곡陷谷·임읍臨泣을 사한다.

2. 임상사례

1) 몽설 유정

30세 한 남자가 몽설夢泄, 혹은 유정遺精하기 벌써 10여 년이러니 신경정격腎經正格을 썼더니 유효하더라.

－ 『사암도인침구요결』 중에서

2) 몽정

60대 초반의 한 남성이 2년 전부터 밤에 잠을 자면 항시 귀신과 관계하고 몽정夢精하여 얼굴이 창백하면서 매사에 의욕이 없어지는지라, 심정격心正格과 신정격腎正格을 함께 쓰면서 용약用藥하였더니 증상이 많이 호전되고 그 빈도도 상당히 줄어들었다.

  – 『활투사암침법』 중에서

제20장 기氣

1. 증후별 치법

1) 노기상怒氣上

【見證】 분노하면 기氣가 역상逆上하고, 구혈嘔血10)과 손설飧泄11)을 한다.

【療法】

(1) 간실肝實인지라 행간行間·소부少府를 사하고, 경거經渠·중봉中封을 보한다.

(2) 경거經渠를 사하고, 태충太衝을 사한다.

---

10) 嘔血(구혈) : 피를 토함.
11) 飧泄(손설) : 설사의 하나. 소화 안 된 음식물이 변으로 나오는 병증.

2) 희기완喜氣緩

【見證】 지나치게 기쁘면 기기氣가 늘어져 영위榮衛가 통리通利하기 때문에 기기氣가 완만해진다.

【療法】 심상心傷인지라 소충少衝·대돈大敦을 보하고, 소해少海·음곡陰谷을 사한다. 우방又方 태백太白을 온하고, 삼리三里를 량한다.

3) 사기결思氣結

【見證】 곤란한 일의 심사숙고로 인해서 정기正氣가 정체하고 통하지 않아서 기기氣가 맺히는 것.

【療法】 비상脾傷인지라 소부少府·대도大都를 보하고, 은백隱白·대돈大敦을 사한다.

4) 비기소悲氣消

【見證】 심폐心肺가 상해서, 상초上焦가 불통不通하고, 영위榮衛가 불산不散하여, 열기熱氣가 속에 있으므로 기기氣가 소모된다.

【療法】 태백太白·태연太淵을 보하고, 소부少府·어제魚際를 사한다. 우방又方 상완上脘을 구구灸하고, 요수腰兪를 침針한다.

5) 우기울憂氣鬱

【見證】 극도에 달하는 우려憂慮의 사정으로 생기는 기울증氣鬱證.

【療法】 신약腎弱인지라 경거經渠·부류復溜를 보하고, 태백太白·태계太谿를 사한다. 우방又方 신수腎兪를 구하고, 행간行間을 사한다.

6) 경기란驚氣亂

【見證】 심心이 의지할 바가 없고, 신神이 돌아갈 곳이 없어서, 사려思慮가 정착하지 못하므로 기氣가 요란한 것.

【療法】 태충太衝을 보하고, 소부少府를 사한다. 우방又方 노궁勞宮을 사하고, 삼음교三陰交·폐수肺兪를 구한다.

7) 한기수寒氣收

【見證】 혹한酷寒에 발섭跋涉12)으로 인한 한기寒氣의 수상受傷.

【療法】 단전丹田을 정正하고, 기해氣海 구하고, 백장百壯한다.

2. 임상사례

1) 자라배

한 소아가 5,6세에 항시 별복鼈腹13)을 환患하여 침약鍼藥으로 불가하더니 잘못 높은 마루에서 떨어져서 경도驚倒14) 부기扶起15)한지 식경食頃16)에 회생하더니 그 이후부터 경혼일경驚昏一頃에 일어나고 시시때때로 오한두통惡寒頭痛을 호소하거늘 소충少衝을 보하고, 소부少府를 사하였더니 일차一次에 낫더라.

－ 『사암도인침구요결』 중에서

---

12) 跋涉(발섭) : 산을 넘고 물을 건너서 길을 감.
13) 鼈腹(별복) : 자라배, 제구슬.
14) 驚倒(경도) : 놀라 자빠짐.
15) 扶起(부기) : 부축하여 일으킴.
16) 食頃(식경) : ①한 끼의 음식(飮食)을 먹을 만한 시간(時間) ②얼마 안되는 동안

2) 삼부혈 임상사례, 심계항진

마르고 급한 성격의 남성 환자, 층간소음으로 위층에 올라가 급격하게 화를 내고 나서 두통, 어지러움, 팔다리 떨림, 구토감, 오한과 급격한 심계항진과 호흡곤란으로 내원했습니다. 평소에도 성격이 급하고 예민하고 화를 잘 낸다고 하므로 오행五行상으로 목화木火가 실實한 체질인데 층간소음으로 목화木火가 더욱 실實해진 것으로 보았습니다. 그래서 균형을 맞추기 위해 삼부혈 중에 토금수에 해당하는 척택혈, 내정혈을 강하게 보補하니 점차로 제반 증상이 소실되었습니다. - 사암 한방 의료봉사단 임상 례例

제21장 신神

1. 증후별 치법

1) 경계驚悸

【見證】 사물로 인하여 크게 놀라서, 심心이 두근거려서 편하지 못한 것이다.

【療法】 심허心虛이니 소충少衝·대돈大敦을 보하고, 소해少海·음곡陰谷을 사한다.

2) 정충怔忡

【見證】 마음속이 두근거려서 불안하고 깜짝깜짝 놀라며 무엇에 쫓기는 것 같은 현상. 부귀에 급급하고, 빈천을 슬퍼하며, 소원이 성취되지 않는 데서 온다.

【療法】

(1) 담허膽虛이니 협계俠谿·통곡通谷을 보하고, 상양商陽·규음竅陰을 사한다.

(2) 폐상肺傷이니 태백太白·태연太淵을 보하고, 소부少府·어제魚際를 사한다.

3) 건망健忘

【見證】 일을 하되 처음은 있고, 끝은 없으며, 말을 하여도 앞뒤 말이 달라 내용이 이해되지 않으며, 멍청하게 자기가 한 일을 잊어버리는 것이다.

【療法】 중충中衝·대돈大敦을 보하고, 곡택曲澤·음곡陰谷을 사한다.

4) 전간癲癇

【見證】 갑자기 정신을 잃고 쓰러져 어금니를 갈고, 소리를 지르며, 거품을 토吐하고, 사지四肢가 구련拘攣하고, 인사불성人事不省하며 곧 잘 깨어난다.

【療法】

(1) 간실肝實이며 풍현風眩이라고 하여 경거經渠·중봉中封을 보하고, 소부少府·행간行間을 사한다.

(2) 담실膽實로 양곡陽谷·양보陽輔를 사하고, 상양商陽·규음竅陰을 보한다. 맥脈이 아주 긴삭緊數하면 지음至陰을 보한다.

2. 임상사례

1) 경계 정충

50대 중반 한 부인이 항상 불안감이 떠나지 않으면서 경계驚悸, 정충怔忡으로 고생하다가 한방치료를 원해서 내원하였는데, 기타 증상 중에 입이 쓰고, 매핵기梅核氣가 같이 있었다. 일단은 체격이 뚱뚱해서 가볍게 대장大腸 위정격胃正格을 사용하면서 소충少衝·대돈大敦 보補를 병용해서 5회 치료하니 증상이 많이 호전되었다. 그 후 계속 1주일에 1회 꼴로 치료 겸 예방을 하였다.

－『활투사암침법』중에서

2) 불면

35세 된 아주 수척한 한 여자가 경계驚悸, 정충怔忡으로 시달리면서 불면不眠까지 겹쳐서 극도로 신경이 과민하였으며, 맥脈도 긴삭緊數하였다. 일단 상화지기相火之氣가 성盛하면서 혈허血虛를 동반한 것으로 판단되어 소장정격小腸正格과 담승격膽勝格을 같이 병용해서 치료했더니 탁월한 효과가 있었다.

－『활투사암침법』중에서

3) 심계 심하비감

15세의 왜소한 체격의 여학생으로 부친 사별 후 항상 가슴이 답답하고 초조胸悶하며 두근(心悸)거렸고, 심하비감心下痞感이 있으면서 어지러워하였으며 성격은 소심하고 겁이 많은 편이었다. 위축된 것을 풀어준다는 의미로 심경心經의 소충혈少衝穴을 보補하면서 비정격脾正格과 소장정격小腸正格을 번갈아 응용하였더니 수차례 시술 후 가슴이 답답하고 초조하며 두근거리고 울렁거리는 증상(怔忡)이 완전히 소실되었다. - 『활투사암침법』 중에서

4) 심계

56세의 보통 체격의 부인으로 6년 전 도둑이 들어 심하게 놀란 후 야간에 발작성으로 가슴이 두근거리는 증상(心悸)이 있어 수년간 치료했으나 별 차도가 없었고 혈압변동도 심하여 정상을 유지하다가도 갑자기 170/140mmHg 까지 나타나곤 하였다. 심허心虛로 보아 심정격心正格을 수차례 응용하니 그 빈도와 정도에 현저한 차도를 보였다. - 『활투사암침법』 중에서

제22장 혈血

1. 의안

대체로 사람의 몸에 혈血이 배설排泄되는 것은 모두 열熱로 인하니, 혈血이 뜨거운 것을 만나면 운행運行하고 차가운 것을 만나면 엉키니, 대개 코와 입으로 출혈出血되는 것은 모두 양陽이 성盛하고 음陰이 허虛하며 오르기만 하고 내리는 것이 없어서 혈血이 기氣를 따라 위로 넘쳐 나오니 마땅히 음陰을 보補하고, 양陽을 억제하여야 한다. 그리고 기氣가 내려가면 혈血이 경락經絡으로 들어간다. 또한 칠정七情이 혈血을 상하게 하는데, 대노大怒하면 기氣가 역상逆上하면서 토혈吐血한다.

무릇 혈血이 역행逆行하면 고치기가 어렵고, 순행順行하면 고치기 용이하다.

2. 증후별 치법

1) 개혈蓋血

【見證】 개혈蓋血이란 어혈瘀血이 쌓이고 덮인 것을 말한다.

(1) 상부개혈上部蓋血

코피가 나고(衄血) 가래에서 피가 섞인 것(血痰)이 보인다.

(2) 중부개혈中部蓋血

가슴이 그득하고(胸滿), 몸에 황색 빛이 돌고(發黃), 양치질한 물을 마시지 못한다.

(3) 하부개혈下部蓋血

발광發狂하며 대변大便이 검고, 아랫배가 딴딴하며 아프다.

【療法】

(1) 태백太白·태연太淵 보하고, 곡지曲池를 사한다.

해석 : 어혈방이다.

(2) 후계後谿·임읍臨泣을 보하고, 전곡前谷·통곡通谷을 사한다.

해석 : 소장정격을 사용하였다. 수태양소장경은 혈血을 주관한다.

2) 衄血눅혈

【見證】 코가 뇌로 통하기 때문에 피가 위로 솟아서(上溢) 코로 나오는 증.

【療法】 소장정격小腸正格과 비정격脾正格을 병용併用한다.

대도大都·후계後谿를 보하고, 대돈大敦·은백隱白·전곡前谷을 사한다.

3) 구혈嘔血, 토혈吐血

【見證】 피를 받아 보아서 한 그릇쯤 되어도 소리가 나는 것은 구嘔이고, 한 동이가 되어도 소리가 없는 것은 토吐라 한다. 구토혈嘔吐血은 피가 위胃로부터 나오는 것이다.

【療法】 간경肝驚인지라 음곡陰谷을 보하고, 중봉中封을 사하고, 삼리三里를 영한다.

4) 손혈損血

【見證】 외부에 손상을 받아 출혈出血이 과다한 증상.

【療法】 음곡陰谷·곡천曲泉을 보하고, 절골絶骨을 영한다. 우방又方 후계後谿·임읍臨泣을 보하고, 전곡前谷·통곡通谷을 사한다.

5) 해혈咳血

【見證】 기침을 심하게 할 때 피가 같이 나오는 증상.

【療法】 폐상肺傷이므로, 태백太白·태연太淵을 보하고, 곡지曲池를 사한다.

6) 뇨혈尿血

【見證】 열熱이 하초下焦에 있으면 오줌으로 피가 나온다.

【療法】 지음至陰·상양商陽을 보하고, 삼리三里·위중委中을 사한다.

3. 임상사례

1) 한 사람이 치골부위를 채여서 허리를 펴지 못하고 앉기도 또한

불편한지라 신경정격腎經正格을 썼더니 몇 차례 만에 병이 나았다.

  – 『사암도인침구요결』 중에서

2) 17세 된 한 남학생이 아침마다 코피가 심한데, 체질적으로 수척하면서 열熱이 많은 경우라서 혈열망행血熱妄行으로 보아 소장정격小腸正格을 2회 시술하고 완쾌되었다.

  – 『활투사암침법』 중에서

3) 60대 초반의 할아버지가 20년 가까이 소변에 피가 섞여 나오는데, 그다지 통증이 심하지는 않으면서 약간 선澁한 느낌이 있었다. 일단 맥脈이 빠른 것으로 볼 때, 방광열膀胱熱로 판단되어서, 방광정격膀胱正格을 1회 시술 후 요혈尿血이 소실되었다.

  – 『활투사암침법』 중에서

4) 30대 후반의 여성으로서 마른 편이며 예민한 성격으로서, 자궁출혈子宮出血을 호소하며 내원하였는데, 월경月經이 끝나도 계속해서 자궁子宮에서 출혈出血이 비친 지가 수개월 되어 기타 여러 치료를 했으나 증상이 그대로였다. 소장정격小腸正格을 3회 시술한 후에 출혈出血이 멎었는데, 한 달 후에 다시 출혈出血이 보여서 1회 더 시술하고는 완치되었다. – 『활투사암침법』 중에서

제23장 진액津液

1. 증후별 치법

1) 자한自汗

【見證】 정해진 때가 없이 수시로 축축하게 땀이 흐르고, 움직이면 더 심해진다.

【療法】

(1) 비인肥人이면 양곡陽谷·해계解谿를 보하고, 함곡陷谷·임읍臨泣을 사한다.

(2) 수인瘦人이면 대도大都·소부少府를 보하고, 은백隱白·대돈大敦을 사한다.

(3) 주리腠理가 성글고, 맥脈이 완緩하면서 무력無力한 경우에는 간정격肝正格을 사용한다. 자한自汗은 양허陽虛에 속하고, 위기胃氣의 맡은 바이므로 치법治法은 보양補陽, 조위調胃한다.

2) 도한盜汗

【見證】 수면睡眠중에 땀이 나고, 깨어야 비로소 나지 않는 것으로, 음허陰虛, 혈허血虛하고 화火가 있는 것이다.

【療法】 거의 수척한 체질에 나타나니 태양경정격太陽經正格, 태음경정격太陰經正格, 간정격肝正格.

3) 두한頭汗

【見證】 대부분 습濕한 사람은 머리와 이마에 땀이 많이 난다.

【療法】 대장정격大腸正格과 위정격胃正格을 병용한다. 삼리三里·곡지曲池를 보하고, 양계陽谿·함곡陷谷·임읍臨泣을 사한다.

2. 임상사례

1) 자한·도한

37세 된 한 남자가 몇 개월 동안에 계속해서 자한自汗과 도한盜汗이 번갈아 나타나므로, 기력氣力이 떨어짐을 호소하였다. 체격은 보통이며, 맥脈을 살펴보니 무력無力하면서 완緩한 느낌이어서 체내의 수렴작용이 부족해서 온 것으로 판단되어 간정격肝正格(곡천曲泉을 보하고, 태충太衝을 사한다)을 3~4회 치료한 후에 증상이 반으로 줄어들었다. - 『활투사암침법』 중에서

2) 다한

50대 후반의 남자가 머리, 얼굴에만 땀이 많이 나서 타인과

교제하기가 어려울 정도라고 호소하였는데, 체격이 비인肥人이어서 습열濕熱이 치성한 것으로 진단이 되어서, 대장정격大腸正格과 위정격胃正格을 병용하여서 5~6회 치료 후에 호전되었다.

- 『활투사암침법』 중에서

3) 도한

30대 초반의 남자로 체격은 약간 마른 편이고 평소에도 약간 땀이 많은 편이었는데 3개월간 열대지방 근무 후부터 무시로 땀이 나면서 식욕이 없고 극도로 피곤할 때에는 도한盜汗도 있으면서 전신에 힘이 없었다. 간정격肝正格과 방광정격膀胱正格을 몇 차례 시술 후 도한盜汗이 사라지면서 자한自汗도 많이 감소하였다.

- 『활투사암침법』 중에서

4) 자한

20대의 마른 체형의 여자로 수술 후 기혈氣血이 허虛하여 조금만 움직여도 자한自汗이 나고 땀이 나면서 오한惡寒도 생기며 항상 누워 있을려고(嗜臥) 하였다. 맥脈을 보니 약弱하면서 무력無力하여 비정격脾正格에 간정격肝正格을 함께 운용했는데 증상이 거의 소실되었다. - 『활투사암침법』 중에서

제24장 담음痰飮

1. 의안

담痰은 진액津液이 열熱로 인하여 이루어지는 것이니, 열熱하면 진액津液이 훈증熏蒸해서 탁해지는 까닭에 이름을 담痰이라고 하고, 음飮이란 것은 물을 마신 것이 흩어지지 않아서 병病이 된 것으로 청淸하다.

담痰을 고방古方에서는 음飮이라 하고, 금인今人은 담痰이라 하는데 사실상 같은 것이다.

비토脾土의 기능이 부족하거나 손상된 것(虧損)이 있으면 마시는 모든 물이나 국(水漿)이 잘 전화傳化되지 않아서 혹은 심하心下에 머물고, 혹은 옆구리(脇間)에 모이며, 혹은 경락經絡에 흘러들어가고, 혹은 방광膀胱에 일출溢出하여서 왕왕往往 이로써 병病이 되는 수가 많다.

2. 증후별 치법

1) 유음留飮

【見證】 유음留飮은 수기水氣가 심하心下에 머물러 있어서, 배척背脊에 손바닥만한 차가운 물건이 있는 것 같고, 혹은 기단氣短하면서 목이 마르고(渴), 사지역절四肢歷節이 동통疼痛하고, 갈비뼈가 당기면서 아프고(引痛), 기침이 심하며, 맥脈은 침세沈細하다.

【療法】 위청胃淸인지라 삼리三里·양곡陽谷을 보하고, 임읍臨泣·함곡陷谷을 사한다.

2) 담음痰飮

【見證】 본래는 비성肥盛하던 사람이 갑자기 여위어지고, 수水가 장간腸間에 머물러 꾸룩꾸룩 소리가 나며, 또 심하心下에 담음痰飮이 있으면 흉협지만胸脇支滿하고 목현目眩한다.

【療法】 폐탁肺濁인지라 소부少府·어제魚際를 보하고, 척택尺澤·함곡陷谷을 사한다.

3) 현음懸飮

【見證】 물이 흘러 내려가다가 협하脇下에 정체하여 해타咳唾하고, 양협인통兩脇引痛하며, 그래도 자꾸 물을 생각하는 증證이다.

【療法】 심화心火인지라 단전丹田을 영하고, 소부少府·태백太白을 보하고, 음곡陰谷·소해少海를 사한다.

4) 습담濕痰

【見證】 몸이 무겁고, 연軟하며, 권태倦怠하고 곤약困弱하다.

【療法】

(1) 폐상肺傷인지라 척택尺澤·음릉천陰陵泉을 보하고, 태백太白·태연太淵을 사한다.

(2) 양곡陽谷·해계解谿를 보하고, 함곡陷谷·임읍臨泣을 사한다.

5) 열담熱痰

【見證】 열담熱痰은 즉 화담火痰이다. 번열煩熱하고, 조결燥結이 많고, 두면頭面이 홍열烘熱하고, 혹은 안광眼眶이 짓무르고, 목이 쉬고, 전광癲狂, 조잡嘈雜, 오뇌懊惱, 정충怔忡 등의 증상을 호소한다.

【療法】

(1) 심승心勝인지라 소충少衝·대돈大敦을 사하고, 소해少海·음곡陰谷을 보한다.

(2) 습열濕熱이 치성한 비인肥人이면 대장정격大腸正格과 위정격胃正格을 병용하면 더욱 효과가 있다. 삼리三里·곡지曲池를 보하고, 함곡陷谷·임읍臨泣·양곡陽谷·양계陽谿 사한다.

6) 식담食痰

【見證】 식적담食積痰인데 음식이 소화되지 않은 것이나, 혹은 어혈瘀血이 껴서 덩어리를 이루고, 뱃속에 덩어리와 비만증痞滿症을 일으킨다.

【療法】 위상胃傷이니 양곡陽谷·해계解谿를 보하고, 함곡陷谷·임읍臨泣을 사한다.

7) 주담酒痰

【見證】 음주飮酒한 것이 소화되지 않고, 혹은 음주 후에 차나 물을 많이 마시며, 다시 술을 마시고 다음 날에 또 토하고, 음식을 먹지 못하며, 신물을 구토嘔吐한다.

【療法】 비허脾虛인지라 태백太白·태연太淵을 보하고, 대돈大敦·은백隱白을 사한다.

8) 풍담風痰

【見證】 어지럽고, 민란憫亂하며 혹은 탄탄癱瘓(사지四肢가 임비麻痺, 불인不仁하며 거동擧動이 무력無力한 것)한 기이한 증상을 호소하는데 담痰이 맑고, 거품이 많은 것이 특징이며, 맥脈이 현弦한 게 보통이다.

【療法】 삼리三里·곡지曲池를 보하고, 어제魚際·함곡陷谷을 사한다.

9) 담화痰火

【見證】 생각이 많아 신을 상하고(勞思傷神) 욕망을 조절하지 못해 정을 상하는 것(嗜慾傷精)으로 인해 정수精水가 아래에서 말라 부족해지고, 음식을 절도 있게 섭취하지 못하는 것(飮食不節)으로 인해 고량후미가 담화痰火를 만들어서 위쪽에서 빙릉憑陵하여, 유형有形의 담痰과 무형無形의 화火가 서로 단단히 엉켜 붙어서, 평소 병이

없을 때에는 소낭窠囊중에 저축되었다가 촉발될 때에는 조수潮水가 범람하는 것과 같이 쏟아져 나오게 되어 그 보이는 모습이 마치 효천哮喘과 흡사한 증상.

【療法】 폐경선보肺經先補, 후사승격後瀉勝格을 병용한다.

3. 임상사례

1) 지음

한 40세 남자가 냉수冷水에 체하여 오래 낫지 않는지라 간정격肝正格을 써서 지음支飮으로 치治하였더니 유효하더라.

– 『사암도인침구요결』 중에서

2) 권태

약간 통통한 체구에 40대 중반의 여성이 늘 몸이 무겁고 연軟하여 권태倦怠하고 곤약困弱하였다. 약간 물을 자주 마시는 습관이 있어서 습담濕痰으로 보아서 위정격胃正格을 사용하여서 3회 치료 후부터 몸이 가벼워졌으며, 맥脈이 아주 무력無力하면서 늘어지는 상태이어서 곡천曲泉 보補, 태충太衝 사瀉를 병용하니 신효神效하였다.

– 『활투사암침법』 중에서

3) 식담

20대 초반의 한 여성이 수일 째 계속 소화불량과 더불어 심하비만心下痞滿하고, 복진상 심하부心下部에 덩어리 같은 것이 뭉쳐있어서 식담食痰으로 진단하여 비정격脾正格을 활용하니 1도度에 쾌차

快差하였다. 아주 수척한 체질이어서 태음습토太陰濕土가 부족한 것
으로 본 것이다. - 『활투사암침법』 중에서

활투사암침법

제25장 충蟲

1. 증후별 치법

【見證】 얼굴에 백반白班이 있고, 입술이 붉고, 무엇이든지 잘 먹고 나서 오히려 속이 편하지가 않고 부글부글한 증상이 나타난다. 얼굴빛이 평상시와 같지 않고, 볼 위에 게의 발톱으로 그은 것 같은 흔적이 있으면 이것이 충蟲이다.

【療法】 협계俠谿·통곡通谷을 보하고, 규음竅陰·상양商陽을 사한다.

제26장 소변小便

1. 의안

『황제내경』에 이르되, 마시는 것이 위胃에 들어가서 정기精氣를
유일遊溢시켜 위로 비脾에 수송輸送하면 비기脾氣가 정기精氣를 흩어
서 폐肺에 전하여 수도水道를 통조通調하고, 방광膀胱에 수송輸送하면
소변小便의 정미精微한 기운이 비폐脾肺에 올라가서 운화運化되는 것
이다.[17] 방광膀胱은 진액津液을 간직해 있는 곳이니, 기기氣가 화化하
면 꼭 나온다.[18] 또한 수水는 기氣의 자子요, 기氣는 수水의 모母이
니, 기氣가 운행運行하면 물이 운행運行하고, 기氣가 막히면 물도

---

[17] 經脈別論篇 제二十一
飮入於胃, 遊溢精氣, 上輸於脾. 脾氣散精, 上歸於肺, 通調水道, 下輸膀胱. 水
精四布, 五經並行, 合於四時五藏, 陰陽揆度以爲常也.
[18] 靈蘭秘典論篇 제八
膀胱者, 州都之官, 津液藏焉, 氣化則能出矣.

268   활투사암침법

막히는 것이다. 수액水液의 혼탁한 것은 모두 열熱에 속한다.[19]

소변小便이 누런 것은 복중腹中에 열熱이 있는 것이요[20], 백색白色은 하원下元이 허랭虛冷한 것이며, 하초下焦에 혈血이 없으면 소변小便이 삽澁하고 잦으며 누렇다.

2. 증후별 치법

1) 소변불리小便不利

【見證】 소변불리小便不利는 소변 나오는 것이 불쾌하다는 것인데, 소변小便이 삽澁한 것은 혈血이 화火로 인하여 삭爍해서 하초下焦에 혈血이 없고, 기氣가 하강下降하지 못하므로 삼설滲泄하는 영令이 행하지 않는 것이다.

【療法】

(1) 방광열증膀胱熱證이니 소장小腸·방광정격膀胱正格을 병용한다.

(2) 비脾·폐肺가 운화불리運化不利이니 비脾·폐정격肺正格, 태연太淵·대도大都를 보하고, 대돈大敦·은백隱白·소부少府·어제魚際를 사한다.

2) 소변불통小便不通

【見證】 열熱이 하초下焦에 있으면 막혀서 불편하니, 그 증證은 소변小便이 폐색閉塞해서 갈渴하지 않고 때로 조급燥急해진다.

【療法】 방광열膀胱熱이니 지음至陰·상양商陽을 보하고, 삼리三里·위

---

19) 至眞要大論篇 第七十四
諸轉反戾, 水液渾濁, 皆屬於熱.
20) 評熱病論篇 第三十三
小便黃者, 少腹中有熱也

중委中을 사한다.

3) 소변불금小便不禁

【見證】 유뇨遺尿는 소변이 저절로 나와도 깨닫지 못하는 것이다.

【療法】

(1) 하초下焦가 허한虛寒하여 온기溫氣(양기陽氣)로써 수액水液을 제어하지 못하는 경우에 경거經渠·부류復溜를 보하고, 태백太白·태계太谿를 사한다.

(2) 폐기肺氣가 허虛한 경우에 태백太白·태연太淵을 보하고, 소부少府·어제魚際를 사한다.

4) 임질淋疾

【見證】 소변小便이 방울방울 떨어지고, 삽澁하며, 아프고, 그치려다 그치지 않고 다시 발작하며, 소복小腹이 당기고, 배꼽도 아프고 당긴다.

【療法】 방광열膀胱熱, 소장열小腸熱로 인한 것이니 방광정격膀胱正格과 소장정격小腸正格을 병용한다. 지음至陰·상양商陽·후계後谿·임읍臨泣을 보하고, 삼리三里를 사한다.

3. 임상사례

1) 소변 동통

50대 초반의 한 부인이 소변小便이 나오는 것이 불쾌하면서 약

간 동통疼痛도 있었는데, 단순하게 체격이 퉁퉁하여서 비위불화脾
胃不和에서 원인이 되어 나타난 증으로써 판단하여, 위정격胃正格을
사용하니 3회에 신효神效하였다. - 『활투사암침법』 중에서

2) 잔뇨감

40대 중반의 남성이 소변이 불리하고 잔뇨감이 심하였으며 평
소 야간뇨도 2~3회 정도로 깊은 수면을 하지 못하였다. 맥은 현
하였으며 체격은 근육질에 가까운 편이었다. 목토실증으로 진단
하여 양측의 소택, 부류 보를 시술하니 수도에 쾌차하였다.

  - 사암 한방 의료봉사단 임상 례例

제27장 대변大便

1. 의안

대개 위중胃中의 수곡水穀이 소화되면, 위胃의 하구下口로부터 소장小腸의 상구上口에 들어가고, 소장小腸의 하구下口로부터 청탁淸濁을 분별하여 수액水液은 방광膀胱에 들어가서 소변小便이 되고, 찌꺼기는 대장大腸에 들어가서 대변大便이 된다.[21]

복중腹中이 차면 장명腸鳴, 손설飱泄하며, 복중腹中이 열熱하면 누른 죽 같은 것을 사瀉한다.

대변大便이 흰 것을 싸는 것은 한寒이 되고, 청靑, 황黃, 홍紅, 적赤, 흑색黑色인 것을 싸는 것은 다 열증熱症이다.

---

21) 營衛生會 第十八
黃帝曰 願聞下焦之所出. 歧伯答曰 下焦者, 別廻腸, 注于膀胱, 而滲入焉. 故水穀者, 常幷居于胃中, 成糟粕, 而俱下于大腸, 而成下焦, 滲而俱下, 濟泌別汁, 循下焦而滲入膀胱焉.

　　　　　活套舍岩침법

2. 증후별 치법

1) 습설濕泄

【見證】 즉 유설濡泄, 동설洞泄이라고도 하니, 증세는 물을 기울이는 것처럼 설사하고 배에서 소리가 나며 몸이 무겁고 배는 아프지 않다.

【療法】

(1) 비토脾土가 허虛하여 제습制濕을 못하거나, 위토胃土가 습濕을 수受함으로 해서 발發하는데 맥脈이 유濡하고 세細하면 위상胃傷인지라 양곡陽谷·해계解谿를 보하고, 임읍臨泣·함곡陷谷을 사한다.

(2) 맥脈이 지완遲緩한 것은 신상腎傷인지라 경거經渠·음곡陰谷을 보하고, 태백太白·태연太淵을 사한다.

2) 서설暑泄

【見證】 하월夏月에 폭사暴瀉하는 모습이 물과 같고, 요적尿赤, 면구面垢(얼굴에 때가 끼는 것), 번갈煩渴, 자한自汗하며, 맥脈이 허虛하다.

【療法】 비상脾傷인지라 대도大都·소부少府를 보하고, 대돈大敦·은백隱白을 사한다. 열熱이 극심하면 소부혈少府穴을 생략한다.

3) 화설火泄

【見證】 즉 열설熱泄인데, 입이 마르고, 차가운 것을 좋아하며, 한바탕 아프면 한바탕 설사泄瀉하는 증症이 폭속暴速하며, 조점稠粘, 후중後重, 맥삭脈數 등의 증證을 호소한다.

【療法】 심조心燥인지라 소부少府·행간行間을 보하고, 대돈大敦·소

충少衝을 사한다.

4) 기설氣泄(기체로 인한 설사)

【見證】 배가 울고, 기氣가 왔다갔다 하며, 흉격胸膈이 비민痞悶하고, 배가 급작스럽게 아프다가 사瀉하면 조금 안정되며 조금 있다가 또 급急한 증證이다. 또한 배가 비틀리며 기색불통氣塞不通하는 사람도 있으니 이것은 중완中脘이 정체停滯하고, 기氣가 유전流轉하지 못한 것이니 수곡水穀의 부분소치不分所致이다.

【療法】 폐상肺傷인지라 태백太白·태연太淵을 보하고, 소부少府를 사한다. 배가 급작스럽게 아프다가 사瀉하면 안정되는 증症으로 볼 때 식적증食積泄에 해당한다.

5) 한설寒泄

【見證】 오한惡寒하고, 몸이 무겁고, 배가 창만脹滿하여 끊는 듯이 아프고(切痛), 우레같이 울며, 대변이 물과 같고 청백색淸白色의 부소화물不消化物을 사瀉하고, 맥脈이 침沈, 지遲한 것이다.

【療法】 간상肝傷인지라 음곡陰谷·곡천曲泉을 보하고, 경거經渠·중봉中封을 사한다.

6) 허설虛泄

【見證】 곤권무력困倦無力하고, 음식飮食을 먹으면 곧 사瀉하고, 배는 좀처럼 아프지 않다.

【療法】 비상脾傷인지라 대도大都·소부少府를 보하고, 대돈大敦·은

백隱白을 사한다.

7) 신설腎泄

【見證】 일명 신설晨泄, 양설瀼泄이라고 하는데 오경五更마다 1회씩 당설溏泄하며, 또한 복통腹痛이 정처定處가 없고, 혹 이질痢疾과 같으며, 골약骨弱, 면흑面黑, 족랭足冷하다.

【療法】 신허腎虛인지라 부류復溜·경거經渠를 보하고, 태백太白·태계太谿를 사한다.

8) 허리虛痢

【見證】 곤권困倦하여 기소氣少하고, 오식惡食하면서 음식난화증飮食難化證을 하소연한다.

【療法】 신허腎虛인지라 경거經渠·부류復溜를 보하고, 태백太白·태계太谿를 사한다.

9) 열리熱痢

【見證】 열熱을 끼고 하리下痢하는 증症은 신열구갈身熱口渴하며, 소변小便이 삽澁하며 적고, 대변大便이 급통急痛하고 내리는 것이 황적색黃赤色이다.

【療法】

(1) 비허脾虛인지라 소부少府·대도大都를 보하고, 대돈大敦·은백隱白을 사한다.

(2) 담약膽弱, 속비屬脾를 실實하고, 양곡陽谷·은백隱白을 보하고, 신문神門·태백太白을 사한다. 경거經渠 정사正瀉.

(3) 비전脾傳·신적腎賊·소부少府·경거經渠를 보하고, 대도大都·태백太白을 사한다.

10) 대변불통大便不通

【見證】 열사熱邪가 속으로 들어가서, 대변大便이 경결硬結되며 방하放下하기 어렵고 혹 창만脹滿함은 사瀉한다.

【療法】

① 곡지曲池·삼리三里를 보하고, 양계陽谿·양곡陽谷을 사한다.

② 이간二間·통곡通谷을 보하고, 양계陽谿·양곡陽谷을 사한다.

【見證】 대장大腸에 냉冷을 끼고 있어서, 대변大便이 딱딱하지 않으면서도 불통不通하는 경우

【療法】 협계俠谿·통곡通谷을 보補하고, 규음竅陰·상양商陽을 사한다.

3. 임상사례

1) 곤권무력

46세 된 한 남성이 항상 음식을 먹으면 곧 사瀉하고, 배는 특별히 아프지 않으면서 곤권무력困倦無力하고 복랭腹冷이 겸하였다. 아주 수척한 편이어서 비정격脾正格을 2회 시술 후 반감半減하였으며, 대장열보大腸熱補(합곡合谷을 보하고, 이간二間을 사함)를 병용하여서 1～2회 더 치료 후 증상이 소실되었다. - 『활투사암침법』 중에서

2) 새벽 설사

60대 초반의 한 남자가 항상 새벽 오경五更마다 1회씩 설사泄瀉를 하면서 소복小腹이 은은하게 아프며 골약骨弱, 족랭足冷하면서 혹 습濕이 같이 있어서 이는 신설증腎泄證으로 확진하여서 신정격腎正格을 몇 차례 시술하니 호전되었다. - 『활투사암침법』 중에서

3) 대변불통

12살 된 한 남자 아이가 몇 년간 아주 심하게 변便이 경결되어 대변불통大便不通의 증상이 있어서 10개월을 계속 치료해도 별로 차도가 없어서 내원하였다. 여러 가지 진단상 이는 대장열大腸熱이 치성한 것으로 보아서 이간二間 한 혈穴만 강자극을 하니 1도度에 쾌차快差하였다. - 『활투사암침법』 중에서

4) 설사

61세 된 마르고 작은 체구의 남성으로 평소에 몸에 열熱이 많아 찬 것을 즐기는 편이었는데 3년 전부터 지속적인 설사泄瀉가 나기 시작하더니 1년 전부터는 대변大便에 혈血이 섞이고 흑색黑色을 띠면서 성취腥臭가 심하게 나기 시작하였고, 식욕감퇴食慾減退와 전신무력증全身無力症을 보였다. 비정격脾正格과 함께 평소 성격이 의심과 불만이 많은 편이라 담승격膽勝格을 응용하였더니 설사泄瀉와 변혈便血이 소실되고 다른 증상도 많이 개선되었다.

- 『활투사암침법』 중에서

5) 하복통 설사

40세의 약간 비만한 체격의 장년으로 새벽녘이면 하복통이 있으면서 설사泄瀉 또는 연변軟便을 보기를 2년여 가까이 되었고, 평소에도 냉한 음식 섭취 후나 음주 후에 설사泄瀉를 하여 신정격腎正格으로 보補하기를 5~6차 후 변便이 점차 굳어지고 복통腹痛도 감소하였다. – 『활투사암침법』 중에서

6) 만성 변비

40대의 뚱뚱한 체격으로 피부는 희고 구부정한 사람이 만성적인 변비와 허리의 통증을 호소하였다. 거의 항상 구부정하며 배에 힘이 없고 아랫배는 항상 차가웠다. 토수실증과 화수실증이 겸한 것으로 보고 규음, 간사를 강하게 보하고 소상도 몇 차례 강하게 보하는 치료를 하였다. 수도에 증상이 많이 호전되는 듯하였으나 힘이 없는 바는 여전히 있었고 이후 복부를 집중적으로 운동하여 힘을 길러주며 같은 치료를 병행한 바 변비와 허리의 통증은 모두 소실되었다. – 사암 한방 의료봉사단 임상 례例

제28장 두頭

1. 의안

  머리는 천天의 상象, 양陽의 분分으로 육부청양六腑淸陽의 기기氣와 오장정화五臟精化의 혈血이 모두 머리 꼭대기에서 서로 만나게 된다.

  두통頭痛의 근원은 두무냉통(頭無冷痛, 머리는 차서 아픈 법이 없다)이라 해서 대부분 열熱에 의해 유발되는 것인데, 이는 실증實證이라 하여 종류에 따라서 소양少陽, 양명陽明, 태양경太陽經으로 분별해서 치료해야 되며, 간혹 한습寒濕의 침습을 받아서 수축되고 당겨서 통증이 발생하게 되는 것은 따뜻하게 하면 통증이 줄어드나니 이것은 허증虛證에 속한다.

2. 증후별 치법

1) 현훈眩暈

【見證】 두목頭目이 혼현昏眩하고, 훈궐暈厥한 것. 즉 눈이 아물아물하고, 정신이 씽씽 돌아 아뜩아뜩 어지러운 증후.

【療法】 삼리三里를 영迎22)하고, 기해氣海를 사한다. 혈회血會23)를 보하고, 풍지風池를 사한다.

2) 풍훈風暈

【見證】 현훈眩暈에 풍열風熱로 인한 것으로서 가슴이 답답하고 어지러워서 넘어질 것 같으며, 바람을 싫어하고, 저절로 땀이 흐른다. 혹은 답답하고 갈증이 나며, 마실 것을 당겨하는 경우도 있다.

【療法】 간경肝經의 풍열風熱로 간실肝實인지라 간승격 경거經渠·중봉中封을 보하고, 소부少府·행간行間을 사한다.

3) 습훈濕暈

【見證】 비를 맞고 습기에 상하여 현훈眩暈의 증상을 일으키며, 코가 막히고, 소리가 가라앉는 것.

【療法】 비실脾實인지라 비승격에서 대돈과 소부를 사용하고 중완을 더했다. 중완中脘 정正 대돈大敦을 보補하고 소부少府에 사瀉한다.

---

22) 사(瀉)의 의미
23) 八會穴(팔회혈)의 하나, 足太陽膀胱經(족태양방광경)의 膈兪穴(격수혈)

4) 담훈痰暈

【見證】 현훈眩暈 증상을 모두 가지고 있고, (목구멍에) 담이 많고 구토하며, 머리가 무거워 들지 못하는 증후이다.

【療法】

(1) 폐실肺實인지라 폐정격 소부少府·어제魚際를 보하고, 태백太白·태연太淵을 사한다.

(2) 위정격 삼리三里·곡지曲池를 보하고, 함곡陷谷·임읍臨泣을 사한다.

5) 허훈虛暈

【見證】 내상內傷으로 기氣가 허虛해진한 경우

【療法】

① 비정격 대도大都·소부少府를 보하고, 은백隱白·대돈大敦을 사한다.

② 신정격 경거經渠·부류復溜를 보하고, 태백太白·태계太谿를 사한다.

【見證】 출혈이 과다하여 발생한 현훈眩暈

【療法】 소장정격 후계後谿·임읍臨泣을 보하고, 전곡前谷·통곡通谷을 사한다.

6) 두풍증頭風症

【見證】 목욕한 뒤에 서늘한 바람을 쐬고 혹은 오래 누워서 바람을 맞아서 사계절의 부정한 기운이 뇌와 목덜미로 들어가면 앞목(옆목)으로부터 위로 이목구비耳目口鼻와 눈썹 眉의 사이에 마비되어 놀리기 힘든 곳이 있고, 머리가 무겁고 어지러우며, 두피頭皮가 무디고 두터워서 지각知覺하지 못한다.

【療法】 폐냉肺冷인지라 폐정격 태백太白·태연太淵을 보하고, 소부少府·어제魚際를 사한다.

7) 두항통頭項痛

【見證】 골치와 목이 함께 아픈 것.

【療法】 간약肝弱인지라 간정격 음곡陰谷·곡천曲泉을 보하고, 경거經渠·중봉中封을 사한다.

8) 편두통偏頭痛

【見證】 편두통偏頭痛이란 머리의 반쪽이 아픈 증症이다.

【療法】

(1) 풍지風池·절골絕骨을 사한다.

(2) 담승격 양곡陽谷·양보陽輔를 사하고, 상양商陽·규음竅陰을 보한다(左病右治, 右病左治).

9) 미릉골통眉稜骨痛

【見證】 양 눈썹 사이로부터 눈썹에 연결하여 뼈가 아픈 증상이다.

【療法】 삼초실三焦實인지라 삼초정격의 보사를 반대로 하고 양지陽池를 사하기를 더했다. 통곡通谷·액문液門을 보하고, 임읍臨泣·중저中渚·양지陽池를 사한다.

10) 후두통後頭痛

【見證】 뒷골이 아픈 증으로, 대개 뒷목이 뻣뻣하고 아픈 증상을 겸하면서, 맥脈이 긴삭緊數하다.

【療法】 방광정격 지음至陰·상양商陽을 보하고, 삼리三里·위중委中을 사한다.

11) 진두통眞頭痛

【見證】 진두통眞頭痛이란 증상은 두통頭痛이 심하여 뇌腦까지 아프고, 팔 다리가 차서 마디까지 이르니 불치不治이다. 뇌腦는 골수骨髓의 바다로서 진기眞氣가 모이는 곳인지라 갑자기 나쁜 기운을 받아들이지 않게 하며, 만일 나쁜 기운을 받아들이면 치료할 수 없게 되므로 아침에 병이 생기면 저녁에 죽고, 저녁에 병이 생기면 아침에 죽게 되는 증상이다.

【療法】 중완中脘을 보하고, 기해氣海를 사한다.

12) 풍두시風頭施

【見證】 풍두시風頭施란 것은 별로 통증은 없으며, 스스로 알지 못하는 사이에 항상 머리가 저절로 흔들리는 증상이다. 간풍肝風이 왕성해지면 머리를 흔든다.

【療法】

(1) 맥이 긴장되고 빠르면 담승격 양곡陽谷·양보陽輔를 사하고, 상양商陽·규음竅陰을 보한다.

(2) 맥이 긴장되고 느리면 간승격 소부少府·행간行間을 사하고,

경거經渠·중봉中封을 보한다.

3. 임상사례

1) 이명증

한 여인이 30대 중반에 어지럽고, 귀에서 소리가 나는 증상이 아주 심하여서 서 있기조차 힘들었다. 맥脈을 살펴보니 아주 긴장되고 빠르며, 성격이 또한 예민한 편이어서 상화相火의 기운이 강해서 온 것으로 사려 되어, 담승격膽勝格에 지음至陰을 보하고, 삼리三里를 사瀉하였더니 3회에 신효神效하였다.

   – 『활투사암침법』 중에서

2) 어지러움

40대 후반의 한 부인이 어지러움이 심해서 고개를 마음대로 들 수 없으며, 피곤하고 권태로우며 힘이 없었다. 맥脈 또한 힘이 없어서 간정격肝正格을 활용하니 수차례 치료 후에 호전되었다.

   – 『활투사암침법』 중에서

3) 편두통

17세 된 한 남학생이 항상 우측 편두통偏頭痛이 있어서 공부를 할 수가 없을 정도였다. 체격은 보통이며, 맥脈은 약간 긴장되고 빠른 편이었다. 좌병우치左病右治, 우병좌치右病左治의 원칙에 따라서 좌측 담승격膽勝格 2회에 쾌차快差하였다. – 『활투사암침법』 중에서

4) 뒷골 땡김

60대 초반의 한 남자가 항상 뒷골이 당기면서 목덜미가 **뻣뻣**한 증상을 같이 나타내며, 몸은 수척하면서 맥脈은 긴장되고 **빨**랐다. 일단 지음至陰·상양商陽을 보하고, 삼리三里를 사하는 치료를 한 번 하니 목이 풀어지면서 두통이 절반으로 줄어들었다. 이런 경우에는 담승격膽勝格을 함께 사용하면 신효神效하다.

 - 『활투사암침법』 중에서

제29장 면面

1. 의안

수족手足의 여섯 가지 양경락(양명, 태양, 소양경락이 수족으로 두 가지씩 6가지 경락)이 모두 머리에 이르지만 족양명위足陽明胃의 맥脈은 코로부터 일어나서 코 줄기에서 교차하여 합쳐져서 치아齒牙에 들어가고, 입술을 둘러 협차頰車를 비껴서 귀 앞의 객주인客主人(혈명穴名)에 올라 얼굴 위쪽으로 연결되기 때문에 얼굴의 병은 전부 위胃에 속하고, 혹은 얼굴과 코에 보라색이 생기며, 혹은 주근깨가 생기고, 얼굴이 뜨겁거나, 차갑거나 하는데 그 증세를 따라서 다스려야 한다.

2. 증후별 치법

1) 면열面熱

【見證】 얼굴이 붉어서 술에 취한 것 같은 것은 위장의 열이 위로 떠오르며 나타나는 증상이다.

【療法】 위장에 열이 있는 증상이므로 위장한보에서 위중대신 양곡을 사용. 내정內庭·통곡通谷을 보하고, 삼리三里·양곡陽谷을 사한다.

2) 면한面寒

【見證】 얼굴이 차가운 증상은 위장이 허虛하기 때문이다.

【療法】 위장열보. 양곡陽谷·해계解谿를 보하고, 내정內庭·통곡通谷을 사한다.

3) 위풍증胃風症

【見證】 위풍胃風은 얼굴의 부종을 일으키는데, 음식을 먹고 나서 찬바람을 쐬면 그런 증세가 생기는 것이므로 음식이 소화되지 않고, 얼굴이 여위며 배가 크고, 바람을 싫어하며, 머리에 땀이 많고, 가슴이 막혀서 통通하지 않는다.

【療法】 위정격. 양곡陽谷·해계解谿를 보하고, 임읍臨泣·함곡陷谷을 사한다.

3. 임상사례

1) 위풍증

18세 된 한 여학생이 항상 얼굴이 부었다가 곧 가라앉는 증상이 수개월 째 계속되며, 평소에 소화 장애도 있어서 위풍증胃風症으로 판단되어 위정격胃正格을 3회 시술 후에 얼굴의 부종이 사라졌다. - 『활투사암침법』 중에서

2) 붉은 얼굴

41세의 보통 체격의 부인으로 어려서부터 얼굴이 붉은 적색을 띠었으며, 1년 전부터는 오른쪽 하지가 저리고 아픈 증상이 있었는데 더욱 얼굴의 색깔이 붉어져서 이는 위장에 열이 있는 것으로 보았으며 다리 부위의 경락이 지나가는 부위가 위장경락이므로 위한보胃寒補를 하였더니 2회 시술 후 차도를 보였다.

- 『활투사암침법』 중에서

제30장 안眼

1. 의안

　안眼이란 것은 오장육부五臟六腑의 정精이요, 영위榮衛와 혼백魂魄이 머무는 곳이다. 오장육부五臟六腑와 십이경맥十二經脈, 삼백육십오락 三百六十五絡의 혈기血氣가 다 비토脾土로부터 받아 위로 눈에 관철貫徹24)하여 밝음을 얻는다. 그러므로 비脾가 허하면 오장五臟의 정기精氣가 모두 처소處所를 잃어 눈이 밝지 못하며 결국 시력의 상실을 가져온다. 따라서 일체의 눈병에 비위脾胃를 다스려서 양혈養血, 안신安神을 시키지 못하면 그것은 겉만 다스리고, 근본根本을 알지 못하는 경우이다.

　안과眼科의 각 병목各病目을 역고歷考25)해보면, 한증寒症은 없고 오

---

24) 貫徹-어떤 주장이나 방침, 일 등을 끝까지 밀고 나가 끝내 이룸
25) 력考-지내온 일을 살펴봄

직 허虛와 열熱이 있으니, 한寒은 혈血을 넘치게 하므로 상공上攻하
지 않는다.

2. 증후별 치법

1) 동자탁瞳子濁

【見證】 눈동자가 뿌연 것.

【療法】 신허腎虛인지라 경거經渠·부류復溜를 보하고, 태백太白·태계
太谿를 사한다. 신정격이다.

2) 청예靑翳

【見證】 청색운예靑色雲翳가 안정眼睛을 덮어가는 것.

【療法】 간허肝虛인지라 음곡陰谷·곡천曲泉을 보하고, 경거經渠·중봉
中封을 사한다. 간정격이다. 시원한 바람이 불어오는 형상, 비타
민C를 먹으면서 숨을 들이 쉴 때의 느낌이다. 눈에 청색의 운예
가 생긴 것은 간이 허해진 상황이기에 간 정격을 쓴 것이다.

3) 백막白膜

【見證】 백태白苔가 눈을 덮는 것.

【療法】 폐허肺虛인지라 태백太白·태연太淵을 보하고, 어제魚際·대도
大都를 사한다. 폐정격이다. 태백 태연의 토의 기운으로 영양분을
보충하고 어제 대도의 사로써 화를 제거하는 형상이다. 폐정격에
는 원래 소부 사인데 소부 사를 생략하고 대도 사를 하였다. 그
의미에 대해서는 연구가 더 필요하다.

4) 외자적록혈암外眥赤綠血暗

【見證】 외자外眥가 충혈이 되어 붉고 푸른 것.

【療法】 위경허열胃經虛熱인지라 내정內庭·통곡通谷을 보하고, 삼리三里·위중委中을 사한다. 위경 한보이다.

5) 내자적홍육기內眥赤紅肉起

【見證】 내자內眥에 적홍색赤紅色의 기육肌肉이 있는 것.

【療法】 심경실열心經實熱인지라 소해少海·음곡陰谷을 보하고, 소부少府·연곡然谷을 사한다. 심경한보이다.

6) 백정홍근예장막白睛紅筋瞖障膜

【見證】 흰자위에 붉은 힘줄이 안진眼瞋을 가린 것.

【療法】 폐병肺病인지라 태백太白·태연太淵을 보하고, 소부少府·어제魚際를 사한다. 폐정격이다. 흰자위 위에 붉은 힘줄이 있는 것을 폐경에 열이 있다고 진단했다.

7) 오정홍백예장막烏睛紅白瞖障膜

【見證】 검은자위에 홍백색紅白色의 흰 백태白苔가 끼는 것.

【療法】 간병肝病인지라 음곡陰谷·곡천曲泉을 보하고, 경거經渠·중봉中封을 사한다. 간정격이다. 시원하게 몸안에 진액을 보충하는 의미이다.

8) 상하안포여도上下眼胞如桃

【見證】 눈두덩이 복숭아와 같이 부은 것(다래끼).

【療法】 비병脾病인지라 소부少府·대도大都를 보하고, 대돈大敦·은백隱白을 사한다. 비정격이다. 소부는 천부혈(화의 성질이 세 개)이므로 생략하는 것도 좋다.

9) 오백정양간예막烏白睛兩間瞖膜

【見證】 검은자위, 흰자위 사이에 백태白苔가 끼는 것.

【療法】 위허胃虛인지라 양곡陽谷·해계解谿를 보하고, 임읍臨泣·함곡陷谷을 사한다. 위정격이다.

10) 영풍출루迎風出淚, 좌와생화坐臥生花

【見證】 바람 부는데 나가면 눈물이 나고, 앉으나 누우나 안화眼花가 생생生하는 것.

【療法】 신병腎病인지라 경거經渠·부류復溜를 보하고, 태백太白·태계太谿를 사한다. 신정격이다.

11) 적통赤痛

【見證】 눈이 별안간 빨갛고 아픈 것.

【療法】 간경실열肝經實熱인지라 음곡陰谷·곡천曲泉을 보하고, 태충太衝·태백太白을 사한다. 간경한보이다.

12) 수명파일羞明怕26)日

【見證】 밝은 것을 싫어하며 해를 못 보는 것.

【療法】 비병脾病인지라 비정격脾正格 소부少府·대도大都를 보하고, 대돈大敦·은백隱白을 사한다.

13) 도첩권모倒睫拳毛

【見證】 속눈썹이 거꾸로 눈 중앙中央에 들어가 눈동자를 찌르는 증證.

【療法】 비풍脾風인지라 비정격脾正格 소부少府·대도大都를 보하고, 대돈大敦·은백隱白을 사한다.

14) 반정노육攀睛弩肉

【見證】 붉어진 군살이 검은자위를 휘어잡는 것.

【療法】 심열心熱인지라 소해少海·음곡陰谷을 보하고, 소부少府·연곡然谷을 사한다. 심경한보이다.

15) 시물부진視物不眞

【見證】 사물이 똑바로 보이지 않고 둘 혹은 셋으로 보이는 것.

【療法】 비허脾虛인지라 소부少府·대도大都를 보하고, 대돈大敦·은백隱白을 사한다. 비정격이다.

---

26) 怕-두려워할 파

16) 치다결경眵多結硬

【見證】 눈곱이 많이 끼어 덩어리지는 것.

【療法】 폐실肺實인지라 소부少府·어제魚際를 보하고, 음곡陰谷·척택尺澤을 사한다. 폐승격이다.

17) 치희불결眵稀不結

【見證】 눈곱이 많으나 묽어서 덩어리 되지 않는 것.

【療法】 폐허肺虛인지라 태백太白·태연太淵을 보하고, 소부少府·어제魚際를 사한다. 폐정격이다.

18) 원시불명遠視不明

【見證】 근시近視에는 상관이 없으나 원시遠視는 못하는 것.

【療法】 간허肝虛인지라 음곡陰谷·곡천曲泉을 보하고, 경거經渠·중봉中封을 사한다. 간정격이다.

19) 작안雀眼

【見證】 밤눈 어두운 것.

【療法】 음곡陰谷·곡천曲泉을 보하고, 소부少府·연곡然谷을 사한다. 음곡·곡천 보는 간정격 간한격, 소부·연곡 사는 심한격이다.

20) 동자돌출瞳子突出

【見證】 동자瞳子가 불거져 나오는 것.

【療法】 음곡陰谷을 보하고, 연곡然谷을 사하고, 삼리三里를 사한

다. 음곡 보는 간경 비경 심경 폐경 신경 한보의 의미가 있고 연곡 사는 심한격의 의미이며 삼리 사瀉의 의미는 더 연구가 필요하다.

21) 정예釘翳

【見證】 눈에 일단一團의 백점白點이 생기어 눈물이 흐르고, 밝은 걸 싫어하며 아프며 붉고 거치는 것.

【療法】 복참僕參·백회百會를 보한다.

일본一本에는 사瀉라 한 것도 있으나 그 의미는 미상未詳.

우방又方 : 수소지이절횡문두手小指二節橫紋頭(수태양소장경手太陽小腸經)를 자침刺鍼하면 기효여신其效如神하다(좌치우左治右, 우치좌右治左).

백회혈은 독맥상의 혈이고 복참혈은 방광경과 양교맥상의 혈이다. 기경팔맥으로서 정예를 치료하고자 한 것으로 보인다.

22) 눈을 깜박이지 못한다

【見證】 족태양足太陽의 근筋이 목目의 상망上網이 되고, 족양명足陽明의 근筋이 눈의 아래 시울이 되니 열熱하면 근筋이 늘어져서 뜨지 못한다.

【療法】 방광열膀胱熱이니 지음至陰·상양商陽을 보하고, 삼리三里·위중委中을 사한다. 족태양방광정격이다. 늘어진 근육의 질환에 냉요법冷療法이 더 효과적이라는 것을 알 수 있다.

3. 임상사례

1) 눈 다래끼

15세 된 조그만 체구의 여학생으로 좌측 하안포下眼胞에 빨갛게 눈 다래끼가 나려고 하는지라 급히 우측 대돈大敦·은백隱白을 사혈瀉血했더니 가라앉아 없어졌다. - 『활투사암침법』 중에서

2) 안구 출혈

76세 마른 체격의 소음인으로 맥은 현부대하고 좌측 안구 내 출혈로 안과에서 안구내 주사 요법을 받고 있는데 병원 치료 후 거의 안 보이던 시력이 다소 회복은 되었으나 사물이 찌그러져 보이는 증상이 있기에 비정격 치료를 1년 이상 하니 사물이 점점 더 선명하게 보인다고 하므로 계속하여 비정격으로 치료할 예정이며 더 많이 호전 될 것으로 기대된다.

- 사암 한방 의료봉사단 임상 례例

제31장 이耳

1. 의안

  사람의 이목耳目이 달의 성질과 같아서, 달이 반드시 일광日光을 받아 밝듯이 이목耳目도 또한 양기陽氣의 힘을 빌어서 비로소 총명聰明하게 된다. 그러므로 이목耳目은 음혈陰血이 허虛하면 양기陽氣의 힘을 받지 못하고, 스스로 작용하지 못하여 총명聰明이 잃는 것이니, 이목耳目의 총명聰明은 반드시 혈기血氣의 상순작용相順作用을 받아야만 보고 듣게 된다.

  이耳는 신腎의 규竅로서 족소음신경足少陰腎經의 소주所主이나 심心도 또한 이耳에 기규寄竅하였으며, 십이경맥十二經脈 가운데 소족소양담경足少陽膽經과 수궐음심포경手厥陰心包經을 제외한 그 나머지 10개의 경맥經脈은 모두 이중耳中에 들어갔으므로 인체人體 정명精明의 기氣가 다분히 차규此竅에 주입走入하여 청각聽覺이 생기게 되는

것이다. 그러므로 일경일락一經一絡에 허실虛實 혹은 실조失調한 것
이 있다면 또한 족히 차규此竅에 정명精明을 어지럽게 하여 혹 명
鳴, 혹 양痒, 혹 롱聾27), 외聵28)에 이른다.

2. 증후별 치법

1) 이명耳鳴

【見證】 귀가 우는 것이니, 별안간 혹은 양측 혹은 편측에서 청
량淸亮29)한 소라팔성小喇叭聲30)이 나는 것.

【療法】

(1) 상양商陽·통곡通谷을 보하고, 태백太白·태계太谿를 사한다. 상
양 통곡-보와 태백 태계-사는 전형적 정승격은 아니나 전체적
구성의 의도로 보아 방광정격 내지 방광한격과 신정격 내지 신
한격의 의도가 있어 보인다. 따라서 신에 허열(너무 문란한 성생활로 신
의 정기가 허해진 상황 등)이 있을 때 쓰는 처방이다. 방광 정격은 조
심, 정숙의 에너지를 가지고 있다.

(2) 담실膽實하니 맥긴삭脈緊數하면 양곡陽谷·구허丘墟를 보하고,
규음竅陰·상양商陽을 사한다. 담실하니 맥긴삭이라는 말이 맞다면
처방은 상양·규음을 보하고 양곡·양보를 사함이 맞는다고 생각
되며, 양곡·구허-보, 규음·상양-사가 맞는다면 담실은 담허냉으
로 바뀌어야 한다고 생각된다. 구허가 의미가 명확하지는 않으나

---

27) 聾- 귀머거리 롱
28) 聵- 배냇귀머거리 외
29) 淸亮- 소리가 맑고 깨끗함
30) 小喇叭聲- 작은 나팔소리

담경 상의 혈이고 양곡 보와 함께 쓰인 것으로 보아 담경을 따뜻하게 하고자 하지 않았나 생각되며 상양·규음-사는 당연히 담 정격의 의미이다. 따라서 이 처방은 담경을 따뜻하게 하면서 담경의 정기를 강화하고자 하는 의도이다.

2) 이롱耳聾

【見證】　귀가 먹어 소리가 들리지 않는 것.

【療法】　신허腎虛인지라 경거經渠·부류復溜를 보하고, 지구支溝·양보陽輔를 사한다. 경거·부류-보는 신정격이고, 지구·양보-사는 삼초와 담의 화기를 사하는 의도로 파악된다.

(1) 좌이롱左耳聾은 족소양足少陽의 화火로 인한 것이니 분노를 잘하는 사람에게 많이 있고, 족소양담경승격足少陽膽經勝格을 운용한다.

상양·규음-보, 양곡·양보-사

(2) 우이롱右耳聾은 족태양足太陽의 화火로 인한 것이니 색욕이 많은 사람에게 많고, 족태양방광경정격足太陽膀胱經正格을 운용한다.

상양·지음-보, 삼리·위중-사

(3) 좌左·우右 이耳의 구롱俱聾은 족양명足陽明의 화火로 인한 증症이니, 순주醇酒[31], 후미厚味하는 사람에게 많이 있으니, 족양명위경足陽明胃經, 수양명대장경手陽明大腸經의 정격正格을 운용한다.

족양명위경정격은 양곡·해계-보, 임읍·함곡-사, 수양명대장정격은 삼리·곡지-보, 양곡·양계-사

---

31) 醇酒-진한 술

(4) 이롱耳聾은 다 열熱에 속하나, 소양궐음열少陽厥陰熱이 많은 증症이다. 고집이 세서 남의 말을 잘 안 듣는 사람도 귀가 잘 먹게 된다고 생각된다. 심포승격도 가능할 것으로 보인다.

3. 임상사례

1) 이명 현훈

40대 초반의 한 중년 남자가 10년 동안 이명耳鳴, 현훈眩暈 증상에 시달리면서 각종 검사 및 치료를 했으나 별 효과가 없어서 본원에 왔는데, 맥脈을 보니 아주 긴삭緊數하며 성격도 분노를 잘 하는 사람이었다. 일단 상화相火가 치성해서 온 것으로 보아서 담승격膽勝格을 1회 치료 후 다음 날 증상이 반감半減하였고, 2회 치료 후 증상이 소실消失되었다. - 『활투사암침법』 중에서

2) 뇌출혈 후 이명

10세 된 남자 아이가 6개월 전에 교통사고로 뇌출혈이 있었으며, 치료 후에 후유증으로 이명耳鳴증세가 있었다. 작은 소리가 아주 크게 들려서 무의식적으로 귀를 손으로 막곤 한다하였다. 맥脈은 무력無力하고 체격은 마른 편이었으며 타박에 의한 어혈瘀血로 고려하여서 간정격肝正格을 시술하니 2도度에 신효神效함을 보았다. 계속 추가 치료 후 호전되었다. 간경肝經이 뢰(雷, 우뢰)의 특징을 지닌 소양상화少陽相火를 조절하는 수렴작용收斂作用에 의한 치료인가? - 『활투사암침법』 중에서

3) 멍한 증상

50대 중반의 식당 운영(부부가 함께 운영)하는 부인이 귀와 머리가 멍한 증상이 있었다. 말랐으나 뱃살이 조금 있으며 밤에 무리하면서 식사를 더 하면 소화가 안 되는 증상이 있으면서 귀와 머리의 증상이 그 다음날 심해지는 패턴이었다. 비정격으로 상태가 호전되었으며 삼부혈중의 태계 소해(양소해)를 보하여도 상태가 호전되기에 몇 개월 째 동 치료를 계속하여 상태가 많이 호전되었다. 말랐지만 뱃살이 나온 것에 착안하여 폐정격을 시술하였더니 상태가 더욱 호전되어 폐정격과 태계·소해(양소해)를 겸용 하였더니 상태가 아주 많이 호전되었다. 지금은 치료를 중단했다. 말랐지만 뱃살이 있는 데 착안하여 후계 협계·곡택 용천혈을 사용하였으면 더 빠른 효과가 있지 않았을까 생각된다.

    – 사암 한방 의료봉사단 임상 례例

제32장 비鼻

1. 의안

비鼻는 폐肺의 규竅로서 신기神氣가 출입出入하는 문호門戶인데, 폐肺가 화和하면 능히 오취五臭를 분별하고, 불화不和하면 제증諸證이 생기는 것이다.

대개 내울칠정內鬱七情과 외감육음外感六淫은 비기鼻氣가 불선不宣하여 청도淸道를 옹색壅塞하기 때문에, 치료법상 한寒하면 온溫하게 하고, 열熱하면 청淸하게 하며, 색자塞者는 통通, 옹자壅者는 산散하게 하는 것이 그의 상법常法이며, 심혈心血이 휴虧[32]하고, 신수腎水가 소少해서 병病이 오래 낫지 않는 자는 마땅히 양혈보신養血補腎하여야 한다.

---

32) 虧- 이지러질, 줄어들 휴

2. 증후별 치법

1) 비연鼻淵

【見證】 탁濁한 콧물이 흘러서 그치지 않는 증症이다. 오래도록 그치지 않으면 반드시 뉵혈衄血[33]을 이루어서 실혈失血이 많기 때문에 눈이 어두워진다. 비연鼻淵은 외한外寒이 내열內熱을 속박하는 증세이다.

【療法】

(1) 임읍臨泣·함곡陷谷을 보하고, 해계解谿·양곡陽谷을 사한다. 위정격의 해계·양곡 보와 임읍·함곡 사를 돌려서 임읍·함곡 보, 해계·양곡 사로 바꾼 것으로 보인다. 위승격의 의미인데 여태·상양 사 대신 해계·양곡 사를 한 것으로 보아 위경의 열을 제어하려는 의미로 파악된다.

(2) 태백太白·태연太淵을 보하고, 소부少府·어제魚際를 사한다. 폐정격의 의미이다.

2) 비구鼻鼽

【見證】 코에서 맑은 콧물이 흐르는 증症이다.

【療法】 폐한肺寒이며 소부少府·어제魚際를 보하고, 척택尺澤·음곡陰谷을 사한다. 폐한격이다.

---

33) 衄血(뉵혈)−코피

3) 비뉵鼻衄

【見證】 탁체濁涕에 피가 섞여 나오는 것.

【療法】 비상脾傷인지라 소부少府·대도大都를 보하고, 대돈大敦·은백隱白을 사한다. 비정격이다.

4) 비농鼻䶼(비혈鼻血)

【見證】 코피 나는 것.

【療法】 위열胃熱인지라

(1) 내정內庭·전곡前谷을 보하고, 삼리三里·소해少海를 사한다. 내정-보 삼리-사는 위한격, 전곡-사 소해-사는 소장한격의 의미로 파악된다. 물론 삼리·소해 사가 소장한격의 의미도 있음을 물론이다. 위경의 열을 내리면서 소장경의 열도 함께 다스리는 의미가 있다고 여겨진다. 단 본문에는 소해少海로 표기되어 있으나 사암침 운용 원칙에 의하면(장의 경락 보사는 장의 경락에서 취혈, 부의 경락 보사는 부의 경락에서 취혈함) 소해-사는 소해小海-사가 봐야한다고 생각된다.

(2) 후계後谿·임읍臨泣을 보하고, 전곡前谷·통곡通谷을 사한다. 소장정격의 의미이다. 피를 보충해도 오히려 피가 멎는다는 의미로 여겨진다. 속이 냉하면 허열이 뜨는 것같이 피가 부족해도 오히려 더 열이 나서 피가 멈추지 않는다는 의미로 해석하면 된다.

5) 비색鼻塞

【見證】 코가 막힌 것. 한기寒氣가 피모皮毛를 상하면 코가 막히고, 불리不利하며, 화火가 청도淸道를 울증鬱蒸하면 향취香臭를 모른다.

【療法】 폐한肺寒인지라 태백太白・태연太淵을 보하고, 소부少府・어제魚際를 사한다. 폐정격의 의미이다. 여기서 폐한이라고 함은 폐가 허해서 찬 기운에 쉽게 감촉되어 코가 막히고 그 과정에서 폐에는 열이 차는 현상을 말하는 것으로 생각된다. 그래서 태백・태연으로 토를 보하고 소부・어제로써 화를 내리는 치법을 쓴 것으로 보인다.

6) 비치鼻痔

【見證】 경輕하면 비창鼻瘡이 되고, 중重하면 비치鼻痔가 되는데, 응탁凝濁해서 별육瘜肉을 결성하여 대조大棗만큼 큰 핵核이 비규鼻竅를 막고 심하면 비옹鼻癰[34]까지 된다.

【療法】

(1) 경거經渠・부류復溜를 보하고, 태백太白・태연太淵을 사한다. 경거・부류-보는 신정격, 태백・태연-사는 폐한격이므로 신의 정기를 보하며 폐의 화기를 빼내주는 의미이다.

(2) 폐열肺熱이므로 척택尺澤・음곡陰谷을 보하고, 어제魚際・소부少府를 사한다. 어제・소부-보, 척택・음곡-보의 폐열격을 반대로 배열하였는데 이는 폐를 시원하게 하면서(척택・음곡 보) 폐의 정기를 보충(폐정격, 어제・소부 사)하는 의미가 있다.

---

34) 癰-악창 옹

7) 비창鼻瘡

【見證】 비중鼻中에 창瘡이 생기는 증症이다.

【療法】 폐열肺熱이므로 척택尺澤·음곡陰谷을 보하고, 어제魚際·소부少府를 사한다. 위의 경우와 같다.

8) 비사鼻䶉

【見證】 비鼻의 준두準頭가 붉은 증症이니, 심하면 자흑紫黑해지는데 주객酒客들에 많이 있다.

【療法】 태백太白·태연太淵을 보하고, 대돈大敦·은백隱白을 사한다. 태백·태연-보는 폐정격, 대돈·은백-사는 비정격의 의미이다.

3. 임상사례

1) 비색증

30대 중반의 남자가 항상 좌측 비색증鼻塞症으로 호흡하기가 늘 곤란하였다. 따라서 좌병우치左病右治의 원칙에 따라서 우측 어제혈魚際穴을 강하게 사瀉하였더니 그 자리에서 코가 막힌 것이 풀렸으며, 서너 번 더 치료하여서 호전되었다. - 『활투사암침법』 중에서

2) 비치증

30대 후반의 한 남자가 우측에 비치증鼻痔症이 생긴 지 수년이 지났는데, 조금 크게 자라면 수술해서 없애기를 서너 번 하였다한다. 체격은 수척한 편이었는데, 사암도인의 치법을 활용해서 신정격腎正格을 시술하니 2도度만에 비치鼻痔가 줄어들고, 서너 번

더 치료 후에 거의 없어졌다. - 『활투사암침법』 중에서

3) 재채기

30세의 어떤 남자가 아침마다 일어나면 즉시 맑은 콧물을 흘리면서 재채기를 하기를 10여분 동안 지속했다. 이는 폐肺에 한기寒氣가 침입한 것으로 사려 되어서 폐열보肺熱補인 어제魚際·소부少府를 보하고, 척택尺澤 사瀉하는 치료를 수차례 하니 호전되었다.
- 『활투사암침법』 중에서

4) 비색

30대 초반의 보통 체격의 부인으로 항시 비색鼻塞하여 코로 호흡하기가 힘들었으며, 과로 후 1개월간 정도의 차이는 있었으나 출혈出血이 있는지라, 맥脈을 보니 굉장히 삭數하여 혈열망행血熱妄行으로 출혈出血한 것으로 보고 소장정격小腸正格을 쓰기 3회에 점차 지혈止血이 되었다. - 『활투사암침법』 중에서

5) 축농증

36세의 보통 체격의 남성으로 중학교 때부터 축농증으로 고생하였으며 몇 년 전부터 아침 공복에 생수를 복용하기 시작한 후 수족심열手足心熱, 하복랭감下腹冷感이 있으면서 두중頭重이 심해지고, 코도 더욱 막히는지라 폐정격肺正格과 함께 위정격胃正格을 썼는데 차도가 있었다. - 『활투사암침법』 중에서

제33장 구설口舌

1. 의안

심心의 규竅는 설舌이 된다. 또한 심기心氣가 설舌에 통하니, 심心이 화和하면 능히 오미五味를 안다. 설舌은 심지묘心之苗[35])이다.

비脾가 규竅에 있어서 구口가 되며, 비기脾氣가 구口로 통하므로 비脾가 화和하면 능히 오미五味를 안다. 따라서 심心은 설舌을 주로 하고, 비脾는 진구唇口를 주관하므로 심비心脾의 이기二氣가 항상 서로 통하는 것이다.

---

35) 苗－싹 묘

활투사암침법

2. 증후별 치법

1) 구설생창口舌生瘡(구미口縻)

【見證】 입과 혀에 종기가 발생하거나 허는 것. 방광膀胱이 열熱을 소장小腸에 옮기면, 격양隔陽이 되어서 소변小便이 불리不利하여, 위로 구미口縻가 된다.

【療法】

(1) 지음至陰·상양商陽을 보하고, 삼리三里·위중委中을 사한다. 방광정격의 의미이다. 방광정격으로 심·소장의 열을 제어하는 의미이다.

(2) 액문液門·중저中渚를 보하고, 승장承漿·노궁勞宮을 사한다. 액문-보는 삼초한격의 의미, 승장-사는 임맥혈 상의 입술 아래의 혈을 사함으로써 열을 빼주는 의미 노궁-사는 심포의 열을 빼주는 의미이므로 맥락으로 보아 삼초와 심포의 열을 빼고 입주위에 몰려있는 임맥의 열을 빼주는 처방으로 파악된다. 다만 중저-보에 대하여는 더 연구가 필요하다고 생각된다.

2) 구취口臭

【見證】 입에서 냄새가 나는 증症이다.

【療法】 위열胃熱이니 내정內庭·통곡通谷을 보하고, 삼리三里·양곡陽谷을 사한다. 양곡-사만 빼면 위 한격이며 양곡-사는 더 연구가 필요하나 전체적 맥락에서는 위한격 의미의 처방이라고 보여진다.

3) 견진繭唇(진물불수唇吻不收)

【見證】 구순口脣이 긴소緊小해져서 개합開合하지 못하고, 음식을 먹지 못하니, 급치急治하지 않으면 죽는다.

【療法】 협거頰車·삼리三里를 보한다. 협차는 담경의 턱관절에 위치하니 협차-보는 턱관절의 운동성을 살리는 의미, 삼리-보는 족양명위경의 합혈이며 속을 든든하게 만들어주는 의미가 있으므로 속을 든든하게 만들면서 입주위 근육의 운동성을 더해주는 의미로 생각된다.

4) 중설重舌

【見證】 설근舌根에 붙어서 거듭 소설小舌이 나는 증症을 중설重舌이라 한다. 심비心脾에 열熱이 심할 것이다.

【療法】

(1) 음곡陰谷·곡천曲泉을 보하고, 간사間使를 사한다.

(2) 침鍼으로 찔러서 출혈出血시킨다. 음곡·곡천-보는 간정격의 의미이고 간사-사의 의미에 대하여는 더 연구가 필요하며 침으로 찔러서 출혈시키는 것은 중설 부위를 사혈하는 의미이다. 간정격은 시원하게 에너지를 보충하는 의미가 있으니 중설의 증상이 급해 보이기는 하지만 허증이라는 것을 알 수 있다. 직접 사혈하는 것은 증상이 너무나 위급할 때 사용하면 될 것이며 증상이 심하지 아니할 때에는 (1)의 안으로만 치료하는 것이 좋다고 생각된다.

5) 하순병下脣病

【見證】 하순下脣에 생긴 모든 병病.

【療法】 장문을 보하고, 태백太白을 사하고, 소부少府를 사한다. 장문은 간경상의 경혈 태백-사斜 소부-사는 폐정격의 의미로 여겨진다. 간의 기운을 보하면서 태백으로써 토(영양의 개념)를 보하고 소부로서 화를 내리고자 했다고 해석된다. 여기서는 사斜를 보로 해석했으나 사斜의 의미에 대하여는 더 연구가 필요하다.

6) 상순병上脣病

【見證】 상순上脣에 생긴 모든 병病.

【療法】 중완中脘·삼리三里를 보하고, 해계解谿·상렴上廉을 사한다. 위와 대장의 정기를 보하고 화기를 내리는 의미이다.

7) 설열舌裂

【見證】 혓바닥이 갈라지는 것.

【療法】 액문液門을 보하고, 중저中渚를 사한다. 삼초정격의 중저-보, 액문-사를 액문-보, 중저-사로 바꾸어 놓은 것이다. 삼초승격(액문-보, 천정-사)과 삼초한격(액문-보, 지구-사)보다는 더 간접적으로 접근했지만 의미 있는 접근법이라고 생각된다.

8) 낙함落頷

【見證】 아래턱이 탈구脫臼된 것.

신腎·폐肺의 허손虛損, 원신부족元神不足, 담소망권談笑忘倦36)으로 원기元氣의 접속이 불능하게 되어 아래턱이 별안간 하락下落하는 것.

【療法】 하관下關·합곡合谷·삼리三里 좌우를 보한다. 하관(족양명위경 상의 경혈) 자침은 턱관절의 운동성을 촉진시키는 의미이며 합곡 자침은 수태음과 수양명 기운의 조화를 위하여 이며 삼리-보는 대장정격의 의미이며 영양 공급의 의미 또한 있다고 생각된다.

9) 구고口苦

【見證】 간肝이 열熱을 담膽에 옮기면 입이 쓴데, 이를 담단膽癉 이라 한다. 모려謨慮를 자주하면서, 결단決斷을 못하는 까닭에 담膽 이 허虛하고, 기氣가 상분上溢하여 입이 쓴 증症이다.

【療法】 상화지기相火之氣가 치성한 것이니 양곡陽谷·양보陽輔를 사 하고, 상양商陽·규음竅陰을 보한다. 담승격이다.

3. 임상사례

1) 한 부인이 30대 중반에 우측 하악골 부위의 관절이 동통하 여서 음식을 씹기가 불편하였다. 이도 일종의 관절 질환인데, 그 부인의 체격이 아주 뚱뚱한 편이어서 우병좌치右病左治에 따라서 대장정격大腸正格과 담정격膽正格을 좌측에만 치료하니 일도一度에 쾌 차快差하였다. – 『활투사암침법』 중에서

---

36) 談笑忘倦-쉬기를 잊고 즐겁게 이야기를 나눔

제34장 아치牙齒

1. 의안

치齒는 골지여骨之餘이니, 신腎이 그 영양營養을 맡고, 호흡呼吸하는 문호門戶가 되는 것이다. 따라서 경經에 이르되 신腎이 쇠쇠衰하면 치아齒牙가 소활疎豁37)하고, 정精이 성盛하면 치아齒牙가 견고堅固하고 허열虛熱하면 치아齒牙가 요동搖動38)하는 법이다. 상은上齦39)은 족양명위경足陽明胃經이 지나가고, 하은下齦40)은 수양명대장경手陽明大腸經이 관락貫絡41)한다.

---

37) 疎豁-트이고 뚫린 것이니 이가 벌어진 모양으로 해석된다.
38) 搖動-흔들리는 모양
39) 上齦-윗 잇몸
40) 下齦-아랫 잇몸
41) 貫絡-관통하여 연락함

2. 증후별 치법

1) 하치통下齒痛

【見證】 하치下齒가 아픈 것.

【療法】 음릉천陰陵泉·척택尺澤을 보하고, 삼리三里·절골絶骨을 사한다. 수양명대장경의 열로 하치통이 발생했을 때 수태음폐경과 족태음비경을을 한보하고 족양명위경의 열을 사하면서 절골을 사한다는 의미이다. 절골은 뼈를 끊는다는 의미로 뼈를 끊는다는 것은 쫓아오는 적 앞에서(죽음 앞에서) 도망가지 않겠다는 절망 또는 결연한 의지의 의미이며 태과한 경우는 너무 절망한 나머지 실의에 빠지는 상태를 의미한다고 생각된다. 따라서 사업 또는 재산상의 큰 실패로 인한 낙담 등에 의한 수양명대장경의 열을 냉정하게 물질적 신체적 도움을 주면서 낙담하지 않도록 위로하는 의미로도 생각할 수 있다.

2) 상치통上齒痛

【見證】 상치上齒가 아픈 것.

【療法】 통곡通谷·내정內庭을 보하고, 양곡陽谷·해계解谿를 사한다. 통곡 내정 보는 족양명위경 한격이고 양곡·해계-사는 수양명대장경 한격이므로 족양명과 수양명의 열을 사하는 의미이다.

3) 풍치통風齒痛

【見證】 잇몸이 붓고 아프며, 농비膿鼻가 있는 것.

【療法】 삼리三里·곡지曲池를 보하고, 양곡陽谷·양계陽谿를 사한다.

대장정격이다

4) 아치동요牙齒動搖

【見證】 치은齒齦이 드러나고, 동요動搖하는 것은 신원腎元이 허虛한 것이다.

【療法】

(1) 신정격腎正格, 폐정격肝正格을 운용한다.

(2) 양명경陽明經 정격正格을 운용한다.

3. 임상사례

1) 상하 치통

50대 후반의 한 부인이 상하치통上下齒痛이 있으면서 잇몸이 붓고, 찬 음식을 먹을 수가 없기를 수개월이었다. 일단 대장열보大腸熱補(합곡合谷을 보하고, 이간二間을 사함), 위열보胃熱補(삼리三里를 보하고, 내정內庭을 사함)를 병용倂用하여 1회 시술에 신효神效하였고, 2회 치료 후 완전 소실되었다. 합곡-보는 양계의 대용혈이고 삼리-보는 해계의 대용혈이다. 관절 부위의 자침은 인대 손상, 관절 손상 등의 위험이 있으므로 상대적으로 안전한 합곡과 삼리를 취혈한다.

  – 『활투사암침법』 중에서

제35장 인후咽喉

1. 의안

『황제내경』에 이르되 '일음일양一陰一陽이 결結한 것을 후비喉痺42)라 한다' 하니, 「주註」에 이르되, 일음一陰은 심주心主의 맥脈을 이름이요, 일양一陽은 삼초三焦의 맥脈을 이름이니, 삼초三焦와 심주心主의 맥脈이 모두 후喉에 연결連結되므로 기열氣熱이 내결內結하면 후비喉痺가 되는 것이다. 소음군화少陰君火와 소양상화少陽相火 이맥二脈이 모두 인후咽喉에 연결連結되어 있으니, 군화君火의 세勢가 완緩하면 열熱이 맺혀서 동疼과 종腫이 되고, 상화相火의 세勢가 속速하면 종腫이 심하고 불인不仁해서 비痺가 되고, 비痺가 심하면 통通하지 않고 담痰이 옹색壅塞하여 죽는다.

---

42) 喉痺(후비) : 후두염, 편도선염등의 원인으로 목 안쪽이 부으면서 말,소리가 잘 안나오는 병.

2. 증후별 치법

1) 쌍아雙蛾

【見證】 후관喉關43)(회렴會厭) 양쪽에 잠아蠶蛾 혹은 율조상粟棗狀의 홍종紅腫이 생겨서 동통疼痛한 것.

【療法】

(1) 심상心傷인지라 대돈大敦·액문液門을 사하고, 양지陽池·관충關衝을 한다.

(2) 규음竅陰·상양商陽을 보하고, 양보陽輔·양곡陽谷을 사한다.

2) 단아單蛾

【見證】 후관喉關(회렴會厭) 한쪽에 잠아蠶蛾 혹은 율조상粟棗狀의 홍종紅腫이 생겨서 동통疼痛한 것.

【療法】

(1) 간상肝傷인지라 음곡陰谷을 보하고, 상양商陽·액문液門·중저中渚를 사한다.

(2) 규음竅陰·상양商陽을 보하고, 구허丘墟·양곡陽谷을 사한다.

좌병우치左病右治하고 우병좌치右病左治한다.

3) 후비喉痺

【見證】 후중喉中의 호흡呼吸이 불통不通하고 목이 붓고, 얼굴이 붉으며, 뺨이 붓고, 심하면 항외項外까지 만종漫腫하며, 후중喉中에

---

43) 喉關(후관) : 편도선, 懸雍垂(현옹수), 설근 등으로 구성됨.

주먹 같은 덩어리가 있어서 물 한 모금 못 넘기고, 말 한마디 못하는 증症이다.

【療法】 신상腎傷인지라 경거經渠를 補하고, 곤륜崑崙·액문液門·중저中渚를 사한다. 우방又方 연곡然谷·침자針刺, 소상少商·자출혈刺出血, 기효여신其效如神.

3. 임상사례

1) 침 삼킬 때 동통

한 남자가 20대 초반에 후관喉關 좌측 한쪽에 율조상粟棗狀의 홍紅이 생겨서 침을 삼킬 때마다 동통疼痛이 심하기를 1년이 넘었다. 맥脈은 긴삭緊數하고, 체격은 수척한 편이어서 화기火氣가 인후咽喉를 침범해서 발병發病한 것으로 간주되어 우측에 담승격膽勝格을 사용하니 일도一度에 신효神效하였다. - 『활투사암침법』 중에서

2) 인후 통증

한 남자가 30대 후반에 만성적으로 인후咽喉가 부으면서 통증이 생겼다. 맥脈이 침세약沈細弱하고 , 체격은 마른편이어서, 신체적인 피로가 오래되고 음陰이 허虛한 것으로 보아서 비정격脾正格과 신정격腎正格을 사용하면서 효과를 보셨다. 이후 비슷한 맥락에서 삼부혈의 태계혈太溪穴을 사용하면서 치료를 했다.

- 사암 한방 의료봉사단 임상 례例

제36장 경항頸項

1. 증후별 치법

1) 항강項强

【見證】 두항頭項이 강급强急하고 근筋이 급急하여서 마치 베개에 삔 것처럼 꺾여서 목을 돌리지 못한다.

【療法】

(1) 지음至陰·상양商陽을 보하고, 삼리三里·위중委中을 사한다.

(2) 중저中渚·임읍臨泣을 보하고, 액문液門·통곡通谷을 사한다. 반드시 인중人中을 보한다.

2) 항연項軟

【見證】 천주골天柱骨이 거꾸러진 것이니, 소아小兒가 풍風으로 인하여 머리를 들지 못하고, 목이 연軟하며, 혹은 앞으로 숙여지고,

혹은 뒤로 젖혀지는 증症이다.

【療法】 신상腎傷인지라

　(1) 부류復溜·경거經渠를 보하고, 태백太白·태계太谿를 사한다.

　(2) 삼리三里·곡지曲池를 보하고, 함곡陷谷·임읍臨泣을 사한다.

2. 임상사례

1) 두항 강급

30대 초반의 한 남자가 아침에 일어나니 갑자기 두항頭項이 강급強急하고, 근筋이 급急하여서 목을 돌릴 수가 없었다. 방광경膀胱經 분야이므로 방광정격膀胱正格에 인중人中을 병용하니, 일도一度에 쾌차快差하였다. - 『활투사암침법』 중에서

2) 뒷목 뻣뻣

50대 후반의 작고 약간 비만한 체구의 한 중년의 남자가 목뒤가 뻣뻣하여 찾아왔다. 맥脈이 긴삭緊數하였으며 평소 혈압이 높은 편이고, 요각통腰脚痛도 있어 방광정격膀胱正格을 쓰면서 인중人中을 강하게 보補하였더니, 발침拔針 후 목이 상당히 부드러워졌고, 그 후 담승격膽勝格을 병용하여 몇 차례 시술 후 혈압도 내리고 다른 증상도 거의 소실되었다. - 『활투사암침법』 중에서

3) 항강증

20대 중반의 남자로 마른 체격이면서 맥脈이 침약沈弱하고 추위

를 잘 타시는 편이고, 날씨도 쌀쌀했다. 아침에 일어나 목이 뻣뻣하면서 돌릴 수 없는 항강증項强症으로 왔다. 금기金氣와 수기水氣가 부족한 것으로 보고, 목화토木火土에 해당하는 삼부혈인 양릉천陽陵泉을 보補하면서 사용했는데, 일도一度에 쾌차快差하였다.

- 사암 한방 의료봉사단 임상 례例

4) 목 어깨 통증

20대 중반의 남자로 여러 날에 걸쳐 업무로 밤을 새우고, 몸이 많이 피로한 상태였다. 양쪽 맥脈이 다 침세약沈細弱한 상태였고, 목과 어깨가 전체적으로 굳어지면서 통증이 있었다. 몸을 전체적으로 기운을 보충하는 의미에서 소충少衝을 보補, 어제魚際를 보補하면서 찬 기운을 없애는 의미에서 양릉천陽陵泉 보補를 사용하였는데 효과를 보았다. 이후 같은 맥락에서 두세 번 더 사용하였다. - 사암 한방 의료봉사단 임상 례例

5) 목 디스크

중년의 남자로 금오선생님의 수제자 선생님께서 진천에서 의료봉사를 하실 때 내원했다. 당시 사암침의 효과가 널리 알려져서 수백 명의 환자가 몰리는 상황이었다. 소문을 듣고, 남해안 해안가에서 중부 지방인 진천까지 목 디스크 치료를 받으러 왔다. 인중혈을 사용하고, 일도一度에 쾌차快差하였다.

- 사암 한방 의료봉사단 임상 례例

제37장 배背

1. 증후별 치법

1) 배한背寒

【見證】 속에 한담寒痰이 잠복해 있으면, 한寒이 등으로부터 일어나는데 손바닥처럼 커다란 냉물冷物이 있다.

【療法】 방광膀胱이 한기寒氣에 상상傷한 것이므로 곤륜崑崙·양곡陽谷을 보하고, 통곡通谷을 사한다.

2) 배열背熱

【見證】 배열背熱은 폐肺에 속한다. 폐肺가 상초上焦에 있으므로 열熱이 등에 응應하는 것이다.

【療法】 태백太白·태연太淵을 보하고, 소부少府·어제魚際를 사한다. 우방又方 지음至陰·상양商陽을 보하고, 삼리三里·위중委中을 사한다.

3) 배강背强

【見證】 족태양足太陽의 맥脈이 병들면 요척腰脊이 강통强痛한다.

【療法】 지음至陰·상양商陽을 보하고, 삼리三里·위중委中을 사한다.

4) 귀배龜背44)

【見證】 중습中濕하면 등이 구루하고, 발이 경련痙攣하며 맥脈이 침沈, 현弦한다.

【療法】 태백太白·태연太淵을 보하고, 소부少府·어제魚際를 사한다.

2. 임상사례
1) 배부 한기

28세 된 한 남자가 10년 동안 배부背部에 한기寒氣가 일어나 손바닥처럼 커다란 냉물冷物이 있으면서 마목감麻木感과 더불어 목까지 제대로 움직이지를 못하였다. 병력을 들어보니 10년 전에 추운 겨울날 싸움을 하다가 목 부위에 타박을 입고 땅바닥에서 몇 시간을 기절해서 쓰러진 후부터 발병發病했다고 하여, 방광경膀胱經에 한기寒氣가 치성하여 나타난 것이라 진단하여, 방광열보膀胱熱補(곤륜崑崙을 보하고, 통곡通谷을 사함), 신정격腎正格(부류復溜를 보하고, 태백太白을 사함), 심정격心正格(대돈大敦·소충少衝을 보함)을 혼용하였더니 단 3차에 증상이 소실되었으며, 그 후 예방 및 치료의 의미로 누차 더 시술하였다. 아마도 심리적으로 싸움에 대한 공포심도 한기寒氣를

---

44) 龜背(귀배) : 구루병(rickets), 척추후만증 등의 등이 앞으로 굽는 증상을 가지고 있는 병.

더욱 성하게 하는 원인이 되었을 것이다.

   – 『활투사암침법』 중에서

2) 목과 등의 통증

중년의 여자가 목 디스크로 인한 목과 등의 통증으로 왔고, 추위도 잘 타는 편이었다. 체형이 퉁퉁한 편이고 맥脈이 침지약沈遲弱해서, 남좌여우男左女右의 원칙에 따라 우측의 삼초정격三焦正格, 곤륜崑崙-보補 등을 사용해서 효과를 보았다. 이후 3~ 4회 정도 더 치료를 받았다. – 사암 한방 의료봉사단 임상 례例

제38장 흉胸

1. 증후별 치법

1) 비심통脾心痛

【見證】 비심통脾心痛이란 심하心下가 급통急痛하는 증症이다. 심통心痛이 심해서 협하脇下에까지 이르러 칼로 베는 것 같이 아픈 증症은 이미 비장脾臟에까지 연급連及한 것이니 고방古方에 비통脾痛이라고 한 증症이 그것이다. 송곳이나 침針으로 심心을 찌르는 것같이 심한 심통心痛을 비심통脾心痛이라 한다.

【療法】 소부少府·대돈大敦을 보하고, 은백隱白을 사하고, 단전丹田을 영한다. 우방又方 비정격脾正格.

2) 위심통胃心痛

【見證】 배가 부르고 심통心痛하며, 위완胃脘이 심心에 당當하여 아픈 것이다.

【療法】 해계解谿·양곡陽谷을 보하고, 함곡陷谷·임읍臨泣을 사한다.

3) 신심통腎心痛

【見證】 아래가 무겁고, 설사泄瀉가 괴로우며, 한寒에 중中으로 또한 신腎의 적積인 분돈奔豚이 있어서 제하臍下로부터 상충上沖하여 심통心痛이 최심最甚한 증症이다.

【療法】 경거經渠·부류復溜를 보하고, 태백太白·태계太谿을 사한다.

4) 적심통積心痛

【見證】 음식飮食이 적취積聚하여 음식飮食을 만나면 환발還發한다.

【療法】 사관혈四關穴을 자침刺針한다.

5) 진심통眞心痛

【見證】 진심통眞心痛은 대한大寒이 심군心君에 촉범觸犯하거나, 혹은 오혈汚血이 심心을 찔러서 수족手足이 푸른 것이 관절關節을 지나는 것이니 조발朝發하면 석사夕死하고, 석발夕發하면 조사朝死한다.

【療法】 대돈大敦·소충少衝을 보하고, 소해少海·음곡陰谷을 사한다.

6) 식적위완통食積胃脘痛

【見證】 음식飮食을 과다하게 섭취하여 적체積滯가 되어 위완통胃

脘痛이 되는 증이다.

【療法】

(1) 비인肥人이면 해계解谿·양곡陽谷을 보하고, 함곡陷谷·임읍臨泣을 사한다.

(2) 수인瘦人이면 대도大都·소부少府를 보하고, 은백隱白·대돈大敦을 사한다.

7) 어혈위완통瘀血胃脘痛

【見證】 평일平日에 열물熱物을 즐겨 마셔서 사혈死血이 위구胃口에 머물러 작통作痛하는 것으로 탕수湯水를 마시고 지식止息이 되는 증症이다.

【療法】 태백太白·태연太淵을 보하고, 곡지曲池를 사한다.

2. 임상사례

1) 좌측 심흉통

40대 후반의 한 남성이 좌측 심흉통心胸痛을 호소하면서, 좌수비증左手痺症을 겸하였다. 양방병원에서 협심증으로 진단을 받아 2년간 약을 복용 중에 있었다. 전체적으로 체격은 비인肥人에 속하였으며, 맥脈은 느린 편이었다. 일단은 심허한증心虛寒證으로 진단하여 우측 심정격心正格(대돈大敦·소충少衝을 보補)과 위정격胃正格을 병용하여서 2회 시술 후 통증이 많이 소실되었으며, 그 후 1주 2회씩 2주 치료 후에 증상이 완전 소실되었다.

– 『활투사암침법』 중에서

2) 식체 후 비심통

50대의 약간 작고 왜소한 체격의 부인으로 식체食滯후에 비심통脾心痛이 왔고, 평소 견비통肩臂痛과 요통腰痛, 슬통膝痛으로 고생하고 있으며, 우측 두통頭痛과 구건口乾, 제부동계臍部動悸도 있었다. 비정격脾正格을 쓰면서 신허腎虛로 보아 신정격腎正格을 함께 운용하였더니 전체적인 증상이 호전되고 비심통脾心痛은 소실되었다.

- 『활투사암침법』 중에서

3) 급성 통증

50대의 퉁퉁한 체형의 부인으로 여름철에 찬 음식 드시고 급성의 통증으로 내원했다. 평소에도 배가 차다고 호소하면서 치료받으러 오는 경우가 있어서 삼부혈중의 해계解溪혈을 보補하고 이중탕理中湯을 사용했다. 평소와 다르게 통증이 심한편이었지만, 혈압과 당의 수치에는 이상이 없었다. 여태厲兌혈과 해계解溪혈을 사용하면서 효과를 보았지만 이후 더 내원하지 않아서 추적관찰하지 못한 아쉬움이 있었다. - 사암 한방 의료봉사단 임상 례例

4) 복통과 어지러움

50대의 마른 체형의 여성이 갑작스럽게 복통을 호소하면서 두통과 어지러움을 호소하였다. 혈압과 당 수치를 확인했으나 이상이 없었고, 마비증상도 없어서 중풍은 아닌 것으로 생각하고, 점심을 먹고 갑작스럽게 증상이 생겼다고 해서, 급체에 의한 증상으로 생각되었다. 비정격脾正格을 사용하고, 십선혈十宣穴을 사혈하고 , 손발을 마사지하면서 피 순환이 잘되는 쪽으로 하였다. 이후 효과를 보시면서, 다른 가족들도 같이 오는 등 한방과 사암침의 효과에 만족해했다. – 사암 한방 의료봉사단 임상 례例

5) 어지러움

80대 건강한 남자로 전에 심장수술을 받았다. 최근에 가슴이 답답하면서 어지러움증이 생겨서 내원했다. 맥脈이 현삭弦數한 편이었다. 심장 기능이 약해지면서 순환에 장애가 생기는 것으로 보아서 심적환心適丸, 소장정격小腸正格을 사용하면서 효과를 보았다. 심정격心正格도 고려를 해보았지만 맥이 빠르고 유력한 편이어서 좀 더 순하게 활혈活血하는 의미로 소장정격小腸正格을 선택했었다. – 사암 한방 의료봉사단 임상 례例

제39장 유乳

1. 의안

남자는 신腎으로써 중重을 삼고, 여자는 유乳로써 중重을 삼으니, 상하上下는 같지 않으나 성명性命의 근본이 되는 법法은 한 가지이다.

여인은 음陰에 속하니, 음陰이 극極하면 반드시 아래로부터 상충上沖하는 까닭에 유방乳房이 크고 음호陰戶가 움츠러드는 법法이요, 남자는 양陽에 속하니, 양陽이 극極하면 반드시 위로부터 하강下降하는 까닭에 음경陰莖은 수하垂下하고 유두乳頭는 움츠러드는 것이다.

유방乳房은 족양명위경足陽明胃經이 지나가고, 유두乳頭는 족궐음간경足厥陰肝經이 소주所主한다.

2. 증후별 치법

1) 유방결핵乳房結核

【見證】 유방乳房에 핵핵이 맺혀 통하지도 않고, 가렵지도 않은 증症이다.

【療法】 담상膽傷인지라 통곡通谷·협계俠谿를 보하고, 규음竅陰·상양商陽을 사한다. 이 증상은 흔히 우울憂鬱, 적념積念한데서 기인하니 중년부인中年婦人으로서 파궤破潰되지 않은 증症은 다스릴 수 있고, 성창成瘡한 증症은 끝내 치료할 수 없다.

3. 임상사례

1) 유방결핵

한 여인이 30대 중반에 좌측 유방결핵乳房結核이 생겨서 내원하였는데, 특별히 통증이나 소양감은 없었다. 따라서 우측 담정격膽正格으로 훑어버린다는 생각으로 1회 시술하니 결핵結核의 크기가 반으로 줄었으며, 3회 시술 후에 거의 없어졌다.

－ 『활투사암침법』 중에서

제40장 복腹

1. 의안

배꼽 위쪽 부위를 대복大腹이라하고, 배꼽 아래 부위를 소복小腹
이라 하니, 대복大腹은 태음太陰에, 배꼽 부위는 소음少陰에, 소복小
腹은 궐음厥陰에 속한다.

배는 대부분 음식물에 관계되는 것으로서, 만일 소화消化, 배설
排泄의 기능이 약하면 뱃속이 불쾌하여 병病이 되는데, 복통腹痛은
흔히 너무 심한 노동과 음식을 조절하지 않으므로 중초中焦의 기
운이 상하게 되면 차가운 기운이 약해진 중초로 들어와서 양기陽
氣가 통하지 않게 되는 것이다.

대복통大腹痛은 주로 식적食積과 외사外邪가 많고, 제복통臍腹痛은
적열積熱과 담화痰火가 많고, 소복통小腹痛은 어혈瘀血과 담痰과 소변
小便의 합증溢症이다.

2. 증후별 치법

1) 한복통寒腹痛(寒邪入腹)

【見證】 계속해서 지속적으로 아프면서 증상이 심하거나 약해지 않는 증상이다. 맥脈은 가라앉아있고 느리다.

【療法】 심경허心經虛인지라 심정격. 대돈大敦·소충少衝을 보하고, 음곡陰谷·곡천曲泉을 사한다.

2) 열복통熱腹痛(火鬱痛)

【見證】 뱃속에 항상 열熱이 있는 증상을 나타내고, 갑작스럽게 아주 심한 통증이 나타나다가 갑자기 통증이 없어지기도 하고, 아픈 부위가 또한 뜨거워서 손을 대지 못하고, 변便이 막히고, 차가운 것을 즐겨하니 부인婦人에게 많은 증후이다.

【療法】 대장허大腸虛 인지라 대장정격. 삼리三里·곡지曲池를 보하고, 양곡陽谷·양계陽谿를 사한다.

3) 담음복통痰飮腹痛(濕腹痛)

【見證】 복통腹痛을 호소함과 함께 소변小便이 시원하지 않고, 대변大便이 당설溏泄하며, 맥脈이 활滑한 증후이다.

【療法】 위허胃虛인지라 위정격. 양곡陽谷·해계解谿를 보하고, 임읍臨泣·함곡陷谷을 사한다.

4) 식적복통食積腹痛

【見證】 맥脈이 현弦하고, 통증이 심할 때에 대변大便을 보고 싶어서 설사를 하면 통증이 없어지는 증후는 식적食積이다.

【療法】

(1) 수인瘦人이면 비정격. 대도大都・소부少府를 보하고, 은백隱白・대돈大敦을 사한다.

(2) 비인肥人이면 위정격. 양곡陽谷・해계解谿를 보하고, 함곡陷谷・임읍臨泣을 사한다.

5) 사혈복통死血腹痛

【見證】 사혈복통死血腹痛은 상처常處가 있으니, 혹 타박상을 입은 것이나, 여성의 생리 때와 산후産後에 어혈瘀血이 다 나오지 않아서 뭉쳐서 나타나는 증후이다.

【療法】 소장정격으로 후계後谿・임읍臨泣을 보하고, 전곡前谷・통곡通谷을 사한다.

6) 기복통氣腹痛

【見證】 가슴이 더부룩하고, 배꼽 위가 살살 아픈 증후.

【療法】 폐탁肺濁인지라 폐열-보에 음곡이 생략되고 곡천이 추가되었음. 소부少府・어제魚際를 보하고, 척택尺澤・곡천曲泉을 사한다.

7) 울복통鬱腹痛

【見證】 배가 땅기고 아픈 것.

【療法】 간쇠肝衰인지라 간정격. 음곡陰谷·곡천曲泉을 보하고, 경
거經渠·중봉中封을 사한다.

8) 혈허복통血虛腹痛

【見證】 은은히 아프기 시작하면 가는 힘줄을 잡아 뽑고, 가시
로 찌르는 것 같은 증證이다.

【療法】 소장정격에 후계가 생략되고 삼간이 추가되었음. 임읍
臨泣·삼간三間을 보하고, 통곡通谷·전곡前谷을 사한다.

9) 냉복통冷腹痛

【見證】 배꼽 아래가 살살 아픈 증證.

【療法】 신정격. 경거經渠·부류復溜를 보하고, 태백太白·태계太谿를
사한다.

10) 충복통蟲腹痛

【療法】 담정격. 통곡通谷·협계俠谿를 보하고, 상양商陽·규음竅陰을
사한다.

3. 임상사례

1) 만성 설사, 복통

46세 된 한 남성이 만성 설사泄瀉가 있으면서 항상 계속해서 복통
腹痛이 심해지지도 약해지지도 않게 은은하게 아프며, 맥脈은 가라앉
아 느렸다. 체격은 비만형이며, 성격도 내성적이며 느긋한 편이다.

이는 대장허랭大腸虛冷으로 진단하여 삼리三里·곡지曲池 보補, 대돈大敦·은백隱白 보補, 상구商丘 사瀉하였더니 효과가 신비하게 좋았다.

– 『활투사암침법』 중에서

2) 하복부 통증

① 37세 한 여인이 항상 위쪽 하복부의 통증이 있으며, 월경시月經時에는 더욱 통증이 심하였다. 이는 어혈복통瘀血腹痛으로 판단되어 소장정격小腸正格을 활용하니 효과가 신비하게 좋았다.

– 『활투사암침법』 중에서

② 20대 후반의 마른 체형의 여자로 평소 몸이 차갑고 식후에 가슴과 배가 답답하고 더부룩한 증상이 있던 차 익히지 않고 차가운 음식을 먹은 후 체기滯氣와 함께 하복부에 찌르는 통증이 있으면서 배변을 보고 싶어져서 배변을 한 후에 통증이 감소하는 현상을 반복한지 수일인지라. 비정격脾正格과 함께 차가운 것을 고려하여 신경腎經의 부류復溜를 보補하였더니 현저한 차도가 있었고 1회 추가 시술 후 완쾌되었다. – 『활투사암침법』 중에서

3) 아랫배 손발 냉증

56세 한 남자가 평소에 늘 배꼽 아래 소복小腹이 은은하게 아프면서 배변을 보고 싶은 마음을 느끼곤 하였으며, 아랫배가 차고 손발이 차가운 증상이 심하였다. 이는 소음군화少陰君火가 허虛해서 오는 것이므로 신정격腎正格을 사용하니 몇 차례 치료만으로 말끔히 나았다. – 『활투사암침법』 중에서

제41장 요腰

1. 의안

요부腰部는 신腎의 부腑이니, 움직이고 흔드는 것이 자유롭지 못하면 신腎이 고달프고 힘이 없어진다. 그러나 모든 경락이 신腎을 관통해서 허리와 척추에 연결되니, 비록 병의 원인이 몸의 외부에서 들어오거나 몸의 내부에서 발생하거나 여러 가지로 다르나 신허腎虛로 말미암아 들어오게 된다.

2. 증후별 치법

1) 신허요통腎虛腰痛

【見證】 색욕色慾으로 신腎을 상하여서 정혈精血이 근육을 자양하지 못하면 음허陰虛하고, 은은하게 통증이 나타나며 그치지 않는 증후이다.

【療法】 신상腎傷인지라 신정격. 경거經渠·부류復溜를 보하고, 태백太白·태계太谿를 사한다.

2) 좌섬요통挫閃腰痛

【見證】 무거운 것을 들다가 삐끗하여 통증이 발생한 것.

【療法】

(1) 방광열보에 전곡이 빠지고 인중이 추가되었음. 곤륜崑崙·양곡陽谷을 보하고, 통곡通谷을 사하고, 인중人中을 보한다.

(2) 담정격에 통곡이 생략되었음. 협계俠谿를 보하고, 규음竅陰·상양商陽을 사한다.

3) 어혈요통瘀血腰痛

【見證】 엎어지고, 떨어져서 어혈요통瘀血腰痛이 되는데, 증상이 낮에는 줄어들고, 밤에는 심해지는 증후이다.

【療法】

(1) 소장정격. 후계後谿·임읍臨泣을 보하고, 전곡前谷·통곡通谷을 사한다.

(2) 폐정격에서 소부·어제를 생략하고 곡지를 추가했음. 태백太白·태연太淵을 보하고, 곡지曲池를 사한다.

4) 습요통濕腰痛

【見證】 오래 땅바닥이 낮고 습기가 많은 곳에 있으면 비와 이슬이 침입하여 허리가 무겁고, 통증이 돌과 같고, 차가움이 얼음

과 같다.

【療法】 대장정격에서 양곡·양계를 생략하고, 비승격에서 경거·
상구를 생략했음. 영수보사에서 영은·사법을 의미하고 수는 보법
을 의미한다. 삼리三里·곡지曲池를 수하고, 대돈大敦·은백隱白을 보
한다.

5) 습열요통濕熱腰痛

【見證】 일상생활에서 기름지고 자극적인 음식을 자주 섭취하
는 사람의 요통腰痛은 모두 습열濕熱의 소치이다.

【療法】 대장정격. 삼리三里·곡지曲池를 보하고, 양계陽谿·양곡陽谷
을 사한다. 우방又方, 위정격에서 해계가 생략되고 삼리가 추가
됨. 삼리三里·양곡陽谷을 보하고, 함곡陷谷·임읍臨泣을 사한다.

6) 항척여추項脊如錘

【見證】 목과 척추가 쇳덩어리를 속에 넣고 내려 누르는 것 같
은 증후.

【療法】 담상膽傷인지라 담정격. 통곡通谷·협계俠谿를 보하고, 상
양商陽·규음竅陰을 사한다.

7) 근골여절筋骨如折

【見證】 근골筋骨이 잡아서 쥐고 꺾는 것 같이 아픈 증후.

【療法】 대장상大腸傷인지라 대장정격. 삼리三里·곡지曲池를 보하
고, 양계陽谿·양곡陽谷을 사한다.

8) 굴신자통屈伸刺痛

【見證】 구부리거나 펴면 찌르는 것 같이 아픈 증후.

【療法】 신상腎傷인지라 신정격. 경거經渠·부류復溜를 보하고, 태백太白·태계太谿를 사한다.

9) 장궁노현張弓弩弦

【見證】 머리가 발에 닿을 만치 구부러진 증후.

【療法】 폐상肺傷인지라 폐정격. 태백太白·태연太淵을 보하고, 소부少府·어제魚際를 사한다.

3. 임상사례

1) 요통

① 16세 된 한 여학생이 요통腰痛이 심해서 오랫동안 의자에 앉아 있지 못하며, 보행도 불편하였다. 약간 비만체형이며, 차분한 성격이며, 기타 증상은 없었다. 일단 대장정격大腸正格과 더불어 방광열보膀胱熱補(곤륜崑崙을 보하고, 통곡을 사함), 인중人中 보補를 겸용해서 5회 시술 후 증상이 완전 소실되었다.

  － 『활투사암침법』 중에서

② 60대 초반의 수척한 남자가 요통腰痛으로 몸이 자꾸 앞으로 숙여지는 형태를 나타내었는데, 이는 태음지기太陰之氣가 부족해서 온 것으로 판단되어 폐정격肺正格을 사용하니 신비한 효과가 있었다.

  － 『활투사암침법』 중에서

2) 요각통

① 57세 된 한 남자가 좌측 담경膽經으로 요각통腰脚痛이 심하며, 특히 고관절 부위에 통증이 심해서 오래 걷지도 못하며, 앉아 있기도 힘들기가 40여 년 동안인데, 각종 치료를 해도 호전이 안 되어서 내원하였다. 맥脈은 약간 느린 편이었으며, 비만체형이었다. 일단 우측 담정격膽正格을 1회 강자극하니 통증이 절반으로 감소하고, 3~5회 치료 후에 거의 증상이 소실되었다. 아주 강한 자극을 시술한 경우였다. - 『활투사암침법』 중에서

② 30대 중반의 보통 체격의 한 여자가 좌측 요각통腰脚痛으로 오랫동안 치료를 받았으나 크게 호전되지를 않았는데, 어느 날 치료를 좌병우치左病右治의 개념에 따라서 우측에만 방광열보膀胱熱補, 신정격腎正格, 대돈大敦을 보하고, 태백太白 사瀉를 하면서 인중人中을 보補하였더니 2번 시술로 크게 호전되었다. 좌병우치左病右治, 우병좌치右病左治의 탁월함을 느끼는 경우였다.

- 『활투사암침법』 중에서

3) 허리 통증

50대 초반의 수척한 남자가 무거운 것을 들다가 삐끗하여 보행도 거의 못할 정도로 통증痛症이 심하였다. 맥脈이 아주 빨라서 방광정격膀胱正格으로 2회 시술하니 빠르게 호전되었다.

- 『활투사암침법』 중에서

4) 좌측 요통

47세의 남성으로 체격은 약간 뚱뚱하고 과음過飮하는 편으로, 사교적이면서도 신중하고 사색적인 성격의 소유자였다. 2년 전 허리 부위를 삐끗한 후 좌측 요통腰痛이 있으면서 목덜미가 뻣뻣해지는 증상이 있었다. 경락 유주상으로 보아 방광열보膀胱熱補를 쓴 후 상태가 매우 호전되었다. - 『활투사암침법』 중에서

5) 허리 뻐근함

30대 초반의 약간 마른 체구의 남자로 성격은 내성적이며, 남녀 관계를 과도하게 한 후에 허리부위 전반에 걸쳐 뻐근한 감이 있고, 항시 피로하면서 의욕이 저하되고 눈꺼풀 주위에 검은 색이 돌아 신허腎虛로 보고 신정격腎正格과 함께 비정격脾正格을 썼더니 2회 시술 후 요통腰痛이 거의 사라졌다.

- 『활투사암침법』 중에서

제42장 협脇

1. 의안

간담肝膽의 맥脈이 협륵脇肋에 퍼져 있으니, 륵肋이란 것은 갈비뼈이다. 간肝에 사邪가 있으면 그 기氣가 양측 옆구리에 흐르니, 협통脇痛이란 족궐음간경足厥陰肝經이 병든 증상이다.

2. 증후별 치법

1) 우협통右脇痛

【見證】 오른쪽 옆구리가 아픈 증후.

【療法】 폐肺의 병病인지라 폐정격. 태백太白·태연太淵을 보하고, 소부少府·어제魚際를 사한다.

2) 좌협통左脇痛

【見證】 왼쪽 옆구리가 아픈 증후.

【療法】 간肝의 병病인지라 간정격. 음곡陰谷·곡천曲泉을 보하고, 경거經渠·중봉中封을 사한다.

3) 폐골통蔽骨痛(심하견心下牽)

【見證】 명치蔽骨가 당기고 아픈 것.

【療法】 심병心病인지라 심정격. 대돈大敦·소충少衝을 보하고, 곡천曲泉·소해少海를 사한다.

4) 좌우만통左右挽痛

【見證】 비脾가 좌우左右로 당기고 아프며 소화불량消化不良이 되는 것.

【療法】 비脾의 병病인지라 비정격. 소부少府·대도大都를 보하고, 대돈大敦·은백隱白을 사한다.

3. 임상사례

1) 옆구리 통증

30대 초반 한 남자가 항상 우측 옆구리 아래에 통증이 심하여서 허리를 제대로 펴지를 못하였다. 우측 옆구리 아래의 병은 폐肺의 병病이므로 좌측의 폐정격肺正格을 자침刺針하니 즉시 통증이 사라졌다. - 『활투사암침법』 중에서

2) 구토 좌우협통

30세 된 남자가 매주 한번 꼴로 구토嘔吐를 하면서 좌우 협통脇痛을 호소하였다. 체구는 아주 왜소한 편이며, 87년도에 간염肝炎의 진단을 받았으며 항상 피곤하였다. 우선 양협통兩脇痛을 치료하는데, 좌간우폐左肝右肺 및 우병좌치右病左治, 좌병우치左病右治의 개념에 의해서, 좌측에는 폐정격肺正格, 우측에는 간정격肝正格을 사용했더니 2도度에 협통脇痛이 거의 사라졌으며, 1주에 2회 시술로 약 3주 치료 후에는 피로감 및 구토嘔吐 증상도 거의 소실되었다.

– 『활투사암침법』 중에서

제43장 피皮

1. 의안

『황제내경』에 이르되 '폐의 합合은 皮요, 그의 영榮은 모毛가 된다. 또 이르되 폐가 피모皮毛를 주관하니, 사기가 폐에 있으면 피부가 병이 들고, 아프다' 하였다. 십이경락은 피부의 部가 되니, 부중部中의 부락浮絡을 보아서 색이 푸른 증상이 많으면 아프고, 검은 증상이 많으면 비증痺症이 있고, 황적黃赤하면 열하며, 흰빛이 많으면 차고, 다섯 가지 색이 다 보이면 한열寒熱한 법이다.

2. 증후별 치법

1) 피부통양皮膚痒痛

【見證】 피부가 가렵고 아픈 것은 피모皮毛에서 생기는 것이다.

【療法】 대부분 혈열血熱로 인한 것이므로 후계後谿·임읍臨泣을 보

활투사암침법

하고, 전곡前谷·통곡通谷을 사한다. 소장정격이다. 수태양소장경의
태양한수의 의미로 혈열을 태양한수로 조절한다고 보면 된다. 화
기에 가까이 할 때에 미열微熱 하면 가렵고, 대열大熱하면 아프고,
너무 가까이 하면 타는 듯해서 창瘡이 되는 것은 다 화의 작용인
것이다. 피부의 동통疼痛은 心이 實한데 속한 것이다.

2) 색택증索澤症

【見證】 피부의 윤택한 기가 다한다는 뜻인데, 이른바 피부갑착皮膚
甲錯이다.

【療法】 폐상肺傷인지라 태백太白·태연太淵을 보하고, 소부少府·어
제魚際를 사한다. 폐정격이다. 수태음폐경의 태음지기로 폐의 열
로 인해 피부가 건조해진 상태이므로, 태음지기를 보해주고, 폐
경락의 화혈을 사하는 의미이다. 폐는 氣를 운행하므로 피모를
따뜻하게 해주는 것인데, 氣가 영위榮衛하지 못하면, 피모가 초고
焦枯하고, 피모가 초고하면 진액津液이 망亡하며, 진액이 망하면 피
절皮節이 상하고, 손톱이 마르고 털이 부서지며 죽는다.

3) 반진斑疹·은진癮疹

【見證】 반진은 홍점紅点이 피모의 사이에 반斑과 같이 나타나
며, 혹 색점色點만 있고 과립이 없는 것이 반斑이고, 과립이 있는
것을 진疹이라 한다. 또한 은은하게 피부밖에 나타나며 가렵기만
하고, 아프지 않는 증상은 은진癮疹이라고 한다.

【療法】

(1) 맥脈이 완緩, 무력無力하면 곡천曲泉·음곡陰谷을 보하고, 중봉中封·경거經渠를 사한다. 간정격의 의미이다. 맥이 완하므로, 궐음지기를 보해주는 족궐음간경락을 사용한다.

(2) 맥脈이 긴緊, 삭數하면 상양商陽·규음竅陰을 보하고, 양보陽輔·양곡陽谷을 사하고, 지음至陰을 수한다.

4) 백납병, 백취白瘰

【見證】 백취라는 증상은 점점 만음漫淫해서 빛이 희고, 선癬과 같으며, 다만 창瘡이 없는 증상이다.

【療法】 폐상肺傷이므로 태백太白·태연太淵을 보하고, 소부少府·어제魚際를 사한다. 폐정격의 의미이다.

5) 적전풍赤癜風

【見證】 신체와 피육이 변색하여 붉은 것이다(혹 자적紫癜).

【療法】 어제魚際·양계陽谿·노궁勞宮·지구支溝·소부少府·양곡陽谷·대도大都·행간行間·해계解谿·양보陽輔·곤륜崑崙을 사한다. 각 경락의 화기를 모두 사해주고 있다.

3. 임상사례
1) 우상지부위 통증

35세 한 남성이 우상지부위右上肢部位에 심한 피부통증을 느끼며, 다른 병은 전혀 없기를 3주간 지속되어, 여러 가지 치료를 받았으나 효과가 없었다. 손으로 그 부위를 만지면 심한 통증을 느꼈는데, 아픈 부위가 삼초경에 위치했으며, 근래 병력을 자세히 살펴보니 결혼문제 등 과다한 사려로 인해 정신적 휴식을 취할 수 없었다고 하였다. 처음에 삼초정격을 좌측에 시술하니, 한 번에 증세가 반감하였고, 2회 치료 시에는 체질을 감안해서 대장정격을 같이 병용하였더니 증상이 완전 소실되었고, 그 후 재발이 없었다. - 『활투사암침법』 중에서

2) 피부 발진

11살 된 수척한 한 남학생이 순간적으로 피부에 발진이 생기면서 가렵기를 수개월간 계속되었으며, 맥脈은 무력無力하면서 삭數한 편이어서, 간정격 으로 치료하였더니 신효神效하였다.

- 『활투사암침법』 중에서

3) 전신 홍반

20대의 부인으로 체격은 보통이었으며 전신에 걸쳐 홍반이 있고 간지러움이 심하여 밤이면 잠을 잘 수가 없었다. 맥脈은 무력無力한 편이었으며 결혼 후 고부간의 갈등으로 인하여 울화가 쌓여 생긴 것으로 보아 폐정격과 함께 간정격을 썼더니 몇 차례 치료 후에 반진斑疹과 간지러움증이 거의 소실되었다.

- 『활투사암침법』 중에서

4) 백납

40대 후반의 건장하고 근육질 체구의 남성으로서 1년 전부터 하지에 백납이 생기면서 점차 전신으로 번져 나가기 시작했다. 맥脈은 긴삭緊數하고 얼굴이 붉으니 이는 정신적인 스트레스Stress로 부富 ➡ 빈貧, 귀貴 ➡ 천賤해진 것으로 보아 폐정격과 담승격을 응용하였더니 효과가 있었다. - 『활투사암침법』중에서

제44장 수手

1. 증후별 치법

1) 사지열四肢熱

【見證】 사지의 열이 풍한을 만나면 불에 구灸한 것 같고, 마침내 육肉이 소삭消爍하는 것이다. 양기가 성하고, 음기가 허한 것으로, 즉 적은 수水로써 성한 화를 소멸하지 못하는 것이다.

【療法】

(1) 지음至陰·상양商陽을 보하고, 삼리三里·위중委中을 사한다. 족태양방광정격의 의미이다. 태양한수를 보해서 성한 화를 다스리게 하는 치료이다.

(2) 후계後谿·임읍臨泣을 보하고, 전곡前谷·통곡通谷을 사한다. 수태양소장정격의 의미이다. 태양한수를 보해서 화를 다스리게 한다.

2) 사지불용四肢不用

【見證】 사지가 해타解墮해서 쓰지 못하는 것은 비정脾精이 운행하지 않기 때문이다.

【療法】 비상脾傷이므로 소부少府·대도大都를 보하고, 은백隱白·대돈大敦을 사한다. 족태음비정격의 의미이다 비주사말 하는 원리로 사지의 기운을 운용하는 의미이다.

3) 견비통肩臂痛

【見證】 어깨와 팔의 부위가 아픈 증상으로 혹은 팔을 들지 못하는 것이다.

【療法】

(1) 중저中渚·임읍臨泣을 보하고, 액문液門·통곡通谷을 사한다.

(2) 후계後谿·임읍臨泣을 보하고, 전곡前谷·통곡通谷을 사한다.

(3) 삼리三里·곡지曲池를 보하고, 양곡陽谷·양계陽谿를 사한다.

삼초정격, 소장정격, 대장정격의 의미를 사용하는데, 팔 부위가 아픈 부위의 경락을 잘 살펴서 그에 따르는 경락을 선택해도 가능하다.

◈ 비통유육도경락臂痛有六道經絡

두 손을 곧게 펴고 팔을 내려 몸에 붙여서 엄지손가락은 앞에 있고, 새끼손가락은 뒤에 있어서 차렷 자세처럼 할 때에, 비노臂臑의 전렴前廉이 아프면 양명경陽明經에 속하고, 후렴後廉이 아프면 태양경太陽經에 속하며, 외렴外廉이 아프면 소양경少陽經에 속하고, 내렴內廉이 아프면 궐음경厥陰經에 속하며, 내전렴內前廉이 아프면 태음경

太陰經에 속하며, 내후렴內後廉이 아프면 소음경少陰經에 속하니 어느 경經에 병病이 속했는가를 잘 살펴서 자침刺針해야 할 것이다.

2. 임상사례

1) 좌측 견비통

55세 된 남자가 6개월 전부터 좌측 견비통으로 손을 들 수가 없고, 계속 저려오는 느낌이 있었다. 그 동안 물리치료 등 여러 방법으로 치료했으나 특별한 효과가 없어서 본원에 내원해서 1회 치료 후에 거의 운동 불리와 동통이 사라지고 쾌유하였다. 치료는 우측에 삼초정격과 삼리 보補를 하였다.

　　－ 『활투사암침법』 중에서

2) 오른손 동통

30대 후반의 한 남자가 갑자기 오른손을 들지도 못하면서 동통이 심하게 왔다. 체격이 비인肥人이어서 담痰이 경락을 막아서 온 순환부전으로 보고서, 대장정격과 위정격을 병용해서 좌측에 3시술하니 일도에 쾌차하였다. － 『활투사암침법』 중에서

3) 견갑골 통증

한 여자가 30대 중반에 우측 견갑골이 동통하여서 팔을 움직이기가 부자유스러웠다. 우측 방광열보膀胱熱補(곤륜崑崙을 보하고, 통곡通谷을 사함)와 삼초정격을 병용해서 3~5회 치료 후 쾌유하였다.

　　－ 『활투사암침법』 중에서

4) 오십견

40대 후반에 아주 수척한 남자가 좌측 견비통을 앓은 지 수개월이 지나서 내원하였다. 체질적으로 진액이 부족하여서 오는 오십견이라고 생각되어 소장정격으로 치료하니 일도에 쾌차하였다.
– 『활투사암침법』 중에서

5) 좌측 견비통

41세의 약간 비만한 체격의 남자로 잠을 자고난 후 목뒤가 뻣뻣하면서 좌측 견비통이 있어 전체적으로 가볍게 습을 제거하면서 우측 삼초정격과 인중을 자극하였더니 발침한 후에 증상이 소멸되었다. – 『활투사암침법』 중에서

6) 삼부혈

40대 마른체형의 여자가 좌측 어깨를 90도 이상 들 수 없었다. 몸이 찬 편이라고 본인이 이야기하였고, 맥은 침현沈弦했다. 목수木水가 실實하다고 판단하여 우측의 어제魚際·해계解谿를 보補하였더니, 어깨를 120도 가까이 들 수 있게 되었다. 한 달 후 다시 내원하였을 때 다시 첫 내원할 때와 같이 어깨를 90도 정도 들 수 있었다. 맥은 침약沈弱하였다. 우측의 어제魚際·해계解谿를 보補하였으나 차도가 없었다. 현弦맥이 없어졌으므로 금수金水가 실實하다고 판단하여 우측의 대릉大陵, 양릉천陽陵泉을 보補하였더니 다시 어깨를 120도 정도 들 수 있게 되었다. 통곡通谷을 사瀉하였더

니 좌측 어깨를 150도 이상 올릴 수 있었다.

– 사암 한방 의료봉사단 임상 례例

제45장 족足

1. 증후별 치법

1) 각족한랭脚足寒冷(한궐寒厥)

【見證】 무릎 이하가 한랭 것. 음기가 다섯 발가락의 속으로부터 일어나서 무릎 아래에 모였다가 무릎 위쪽에 결結하기 때문에 음기가 승勝하면 다섯 발가락으로부터 무릎 위쪽에 이르러서 한하니, 그 한은 밖으로부터 오는 것이 아니요, 모두 안으로부터 발생하는 것이다.

【療法】

(1) 신허腎虛인지라 경거經渠·부류復溜를 보하고, 태백太白·태계太谿를 사한다.

(2) 협계俠谿·곤륜崑崙을 보하고, 규음竅陰·통곡通谷을 사한다.

2) 위벽痿躄

【見證】 위痿라는 것은 족이나 수가 위약하고 무력하여서 운동하지 못하는 것이다. 폐금이 조燥하여 병이 되면, 혈이 쇠하여서 백해百骸를 영양榮養하지 못하니 족이나 수가 위약痿弱하여 운동하지 못하는 것인데, 마치 가을의 금이 왕성하면 초목이 위락하는 것과 같다.

【療法】 폐허肺虛인지라 태백太白·태연太淵을 보하고, 소부少府·어제魚際를 사한다. 수태음폐정격의 의미이다.

3) 각족전근脚足轉筋

【見證】 다리가 뒤틀리는 증. 즉 쥐나는 것.

【療法】 담허膽虛인지라 통곡通谷·협계俠谿를 보하고, 상양商陽·규음竅陰을 사한다. 담허인지라 담정격의 의미로 시술하였다.

4) 근만筋彎

【見證】 각근脚筋이 구만拘彎하여 굴신屈伸이 불능한 증.

【療法】 간약肝弱인지라 음곡陰谷·곡천曲泉을 보하고, 경거經渠·중봉中封을 사한다.

5) 학슬풍鶴膝風

【見證】 上, 下의 퇴腿는 가늘고, 오직 슬안膝眼만이 종대腫大하여 학鶴의 슬膝과 같으며, 구련拘攣하여 눕지 못하여 굴신屈伸을 못하는데, 시작할 때는 한열寒熱이 교착交作하고 아프기가 범이 무는

것과 같아서 보리步履가 불능하다가 일구日久하면 궤潰하는 증證.

【療法】 중완中脘을 정하고, 환도環跳를 사한다.

2. 임상사례

1) 무릎 한랭

40대 후반의 여성이 항상 무릎 이하가 한랭하여서 양말을 늘 신고 있어야 될 지경이었다. 또한 소복小腹이 냉冷한 편이어서 신腎의 화기가 부족한 것으로 사려 되어 신정격으로 수차례 치료하니 많이 호전이 되었다. - 『활투사암침법』 중에서

2) 하지 무력

60대 초의 한 부인이 하지에 힘이 없어서 걷다가 갑자기 쓰러질 듯한 경우가 많이 있다고 내원했는데, 다른 증상은 없고 단지 하지무력만을 호소하였다. 이는 폐허에 속하는지라, 폐정격을 2회 시술 만에 증상이 소실되었다. - 『활투사암침법』 중에서

제46장 전음前陰

1. 의안

『황제내경』에 말하되, '전음前陰은 종근宗筋이 모이는 곳이요, 태음太陰과 양명陽明이 합하는 곳이다.' 「주註」에 가로되, '종근宗筋이 배꼽 아래를 끼고, 음기陰器에 합하니, 태음太陰은 비脾의 경맥經脈이요, 양명陽明은 위胃의 경맥經脈인데 다 종근宗筋을 돕고 가까운 고로 합한다.'

전음前陰의 모든 질환疾患은 다 족궐음足厥陰과 독맥督脈에 연유한 것이니, 경經에 가로되 족궐음足厥陰의 경맥經脈이 모중毛中에 들어가서 음기陰器를 지나 소복小腹에 이르니 이것은 간맥肝脈이 지나는 곳이다. 또 가로되, 독맥督脈은 소복이하小腹以下 골骨의 중앙中央에서 일어나서 음기陰器를 두르고 지나가는 것이다.

족궐음足厥陰의 경맥經脈이 병이 들면 장부丈夫는 황산㿉疝, 호산狐

疝이 되고, 부인婦人은 소복小腹이 종퇴種腫한다.

『황제내경』에 가로되, '병病이 소복小腹에 있으면 배가 동통疼痛하고, 대大·소변小便을 못하니 병명病名을 산疝이라 하고, 한寒에서 얻은 것이다. 따라서 통증痛證이란 것은 한기寒氣가 결취結聚하여 된 것이다.'

2. 증후별 치법

1) 한산寒疝

【見證】 음낭이 차고 딴딴하며, 음경陰莖이 일어나지 않고, 혹음낭이 당기고 아픈 증證.

【療法】 대장大腸에 속한지라 삼리三里·곡지曲池를 보하고, 양곡陽谷·양계陽谿를 사한다. 아마도 뚱뚱한 사람이었을 것으로 생각된다.

2) 수산水疝

【見證】 음낭陰囊이 붓고 땀이 나며, 혹은 가렵고 누런 물이 흐르며, 혹은 아랫배小腹을 누르면 물소리水聲를 작作하는 증證.

【療法】 신腎에 속屬한지라 경거經渠·부류復溜를 보하고, 태백太白·태계太谿를 사한다. 신정격의 의미이다.

3) 근산筋疝

【見證】 음경陰莖이 붓고 혹은 몹시 가려우며, 혹은 힘줄이 당기

고, 혹은 늘어지며 혹은 백물白物이 나와서 정수精水와 같은 증證.

【療法】 간肝에 속한지라 음곡陰谷·곡천曲泉을 보하고, 경거經渠·중봉中封을 사한다. 간정격의 의미이다.

4) 혈산血疝

【見證】 소복양방小腹兩傍, 횡골양단약문중橫骨兩端約紋中에 나타나는 황과상黃瓜狀의 횡현橫痃 속명俗名 변옹便癰, 또는 변독便毒, 또는 가래톳.

【療法】 심心에 속한지라 대돈大敦·소충少衝을 보하고, 음곡陰谷·소해少海를 사한다. 심정격의 의미이다.

5) 기산氣疝

【見證】 신수혈腎俞穴에서부터 아래로 음낭陰囊에 이르기까지 편추偏墜 종통腫痛한 증證.

【療法】 폐肺에 속한지라 태백太白·태연太淵을 보하고, 소부少府·어제魚際를 사한다. 폐정격의 의미이다.

6) 호산狐疝

【見證】 여호가 서출야입晝出夜入과 같으므로 호산狐疝이라 하는데, 앙와상仰瓦狀의 물物이 누우면 배로 들어가고, 일어나면 낭중囊中으로 편입하여 아픈 것.

【療法】 삼음교三陰交·연곡然谷을 보하고, 은백隱白·태계太谿를 사한다.

7) 퇴산癩疝

【見證】 소복小腹이 음낭을 잡아끌어서 비틀어 짜는 것 같이 아프며 낭종여두囊腫如斗, 혹은 완퇴불인頑癩不仁한 증證을 정무하는 것.

【療法】 삼음교三陰交·양릉천陽陵泉을 보하고, 삼리三里·태백太白을 사한다.

8) 분돈산기奔豚疝氣

【見證】 제하臍下에 동기動氣가 있는 것을 신기腎氣 또는 분돈奔豚이라고 하는데, 분돈奔豚이라는 것은 신적腎積의 이름이다. 분돈산기奔豚疝氣는 상충上沖하고, 소복小腹이 인통引痛하고, 제복臍腹이 대통大痛한 것이다.

【療法】 경거經渠·부류復溜를 보하고, 태백太白·태계太谿를 사한다.

제47장 후음後陰

1. 의안

항문肛門은 대장大腸의 상대上戴이고, 광대廣戴이니 광장廣腸이라고
이름 하는데, 광장廣腸이란 것은 대·소변을 광활廣闊하게 해준다는
뜻이다. 또 백문魄門이라고도 하는데 대장이 폐의 부腑가 되고,
폐肺가 백魄을 간직하는 고로 백문魄門이라고도 한다.

백문魄門이 오장을 위해서 수곡水穀으로 하여금 오래 머무르지
못하게 하고, 내보내기는 하여도 들이지는 못하니 전송傳送의 직
책을 맡은 것이다.

중경仲景은 소장에 열이 있으면 치痔가 되고, 대장에 열이 있으
면 변혈便血한다고 하였다.

2. 증후별 치법

1) 치질痔疾

【見證】 항문肛門 내외 사방四旁에 쥐젖과 같은 것이 생겨서 먼저는 가렵고, 뒤에는 아픈 증證이다.

【療法】 삼리三里·곡지曲池를 보하고, 양곡陽谷·양계陽谿를 사한다. 우방又方 통곡通谷을 사한다. 대장정격을 사용했다.

3. 임상사례

1) 치질 변비

20대 후반의 아주 왜소한 체구를 지닌 한 남자가 치질痔疾, 변비便秘가 심해서 내원하였다. 누차 비정격脾正格으로 치료해도 별로 효과가 없어서 다시 맥진脈診을 자세히 하니 아주 긴삭緊數한 상태여서 상양商陽 대신 이간二間을 보補한 담승격膽勝格을 2회 치료 후에 신효神效하였다. 이간혈은 금금수의 혈성을 가진 혈자리이다. 변비기운이 있어서 대장경락에 수기를 보해준다는 의미로 이간혈을 사용한 것으로 보여진다. - 『활투사암침법』 중에서

제48장 위증痿證

1. 의안

위痿라 함은 화열火熱의 사기가 혈액을 태워 상하게 하여 근골, 혈맥, 근육, 피모皮毛가 따라서 늘어지게 되는데 큰 원인은 폐에 있다. 폐는 모든 장부의 으뜸이 되나 교눈嬌嫩[45)해서 화를 두려 워하므로 만일 욕심이 지나치게 된다면 음이 소모되고 화가치성陰耗火熾해서 기氣가 상하고, 폐도 또한 상한다. 그러나 진실로 위 기胃氣가 상하지 아니하였다면 오히려 보하여 구하기가 어렵지 않 을 것이다.

치료법은 양명陽明의 열을 먼저 제거하고, 계속해서 폐열肺熱을 맑게 하여 음기를 길러야 할 것이다.

---

45) 嬌嫩(아리따울 교, 어릴 연약할 눈)

2. 증후별 치법

1) 맥위脈痿

【見證】 대경大經(오장육부五臟六腑의 대락大絡)이 공허空虛해서 기비肌痺가 되어서 맥脈이 늘어져서 전신을 쓰지 못하는 증.

【療法】 심열心熱인지라 대돈大敦·소충少衝을 보하고, 음곡陰谷·소해少海를 사한다. 심정격 이다. 심장이 열로 인하여 상해서 심장의 허해질 때 심장을 보한다면 심장의 허로 인한 위증을 치료할 수 있다.

2) 근위筋痿

【見證】 입방태심入房太甚(여색女色을 몹시 밝히는 것)으로 힘줄이 늘어지는 것.

【療法】 간열肝熱인지라 음곡陰谷·곡천曲泉을 보하고, 경거經渠·중봉中封을 사한다. 간정격이다. 정이 허하여 위증이 생겼다면 수렴지기가 강한 궐음경을 보해야 한다. 마른사람들이 신음식과 시큼한 약재(산수유 오미자 복분자) 등으로 보하는 것과 같은 이치이다.

3) 육위肉痿

【見證】 부육膚肉에 통痛, 양감癢感을 상실한 증證.

【療法】 비열脾熱인지라 소부少府·대도大都를 보하고, 대돈大敦·은백隱白을 사한다. 비정격이다. 비가 허하여 비주사말脾主四末이 안 된다면 위증이 생길 수 있다. 팔다리가 가늘어지거나 순환이 안 되어 통증이 생긴다면 비정격을 응용할 수 있다.

4) 골위骨痿

【見證】 골고수허骨枯髓虛로 발이 몸을 이기지 못하여 앉아서 일어나지 못하는 증證.

【療法】 신열腎熱인지라 경거經渠·부류復溜를 보하고, 태백太白·태계太谿를 사한다.

신정격이다. 노쇠하여 기력이 떨어지면 우리 몸의 정수는 마른다. 뼈도 마르고 골수도 마르게 되는데, 뼈가 마르는 것은 이빨이 건조해지는 것으로 확인할 수 있고 골수가 마르는 것은 머리카락이 마르거나 귓불이 마르는 것으로 확인할 수 있다.

이럴 때 소음경을 보한다면 몸도 따뜻하게 하면서 원양의 기운을 올릴 수 있다.

3. 임상사례

1) 서동증

40대 후반 남자 마르심, 양방에서 파킨슨 진단. 살이 점점 마르면서 움직이기 힘듦, 서동증도 동반함, 말랐기에 금금금혈인 상양혈을 사하고 토토토혈인 태백혈을 보하여 치료하였다. 서동증도 없고 허리 무릎 아픈 증상도 소실되었다고 한다.

– 사암 한방 의료봉사단 임상 례例

삼부침법

三符針法

금오 김홍경 선생님 이론

△ 총론

▶ 천부경 6개 : 대장경, 비경, 심, 방광, 삼초, 간

▶ 비천부경 6개 : 폐경, 위경, 소장, 신, 심포, 담

※ **천부경**天符經의 예

수양명대장경手陽明大腸經 - 金金

▶ 양명조금陽明燥金 ➡ 金

▶ 대장 ➡ 金 ➡ 수양명대장경은 金金의 기운을 가진 것으로 봄.

※ **비천부경**非天符經의 예

수태음폐경手太陰肺經 - 土金

▶ 태음습토太陰濕土 ➡ 土

▶ 폐 ➡ 金 ➡ 수태음폐경은 土金의 기운을 가진 것으로 봄.

1) 육경六經

양명조금 ➡ 金

태양한수 ➡ 水

소양상화 ➡ 火

태음습토 ➡ 土

궐음풍목 ➡ 木

소음군화 ➡ 火

2) 오장五臟 육부六腑

木		火		土		金		水	
肝	膽	心臟	小腸	脾	胃	肺	大腸	腎	膀胱

形의盛衰 五運이요 내용물의 六氣일세

사암침법 五行補瀉 形의盛衰 결정하고

– 〈금오일침가〉 중에서

3) 오수혈

▶ 음경 : 木, 火, 土, 金, 水의 순서

▶ 양경 : 金, 水, 木, 火, 土의 순서

예를 들어 폐경의 오수혈은,

① 소상 ➡ 土, 金, 木의 성질을 가졌다고 봄 : 三符穴

② 어제 ➡ 土, 金, 火의 성질을 가졌다고 봄 : 三符穴

③ 태연 ➡ 土, 金, 土의 성질을 가졌다고 봄 : 二符穴

④ 경거 ➡ 土, 金, 金의 성질을 가졌다고 봄 : 二符穴

⑤ 척택 ➡ 土, 金, 水의 성질을 가졌다고 봄 : 三符穴

오수혈 60개 = 천부혈(6개) + 이부혈(36개) + 삼부혈(18개)

▶ 치료 원칙 : 오행의 기운 중에서 부족한 나머지 기운을 불어넣어서 인체의 균형을 맞춘다고 생각한다.

예를 들어서 몸이 뚱뚱하고(土의 기운) 맥脈이 느리면서 설사(寒水의 기운), 소화불량이 있는 사람에게는 그 반대의 기운인 목, 화, 금의 기운을 불어넣어주는 혈자리인 족규음, 간사의 혈자리를 사용해서 치료한다.

⚠ **천부혈**天符穴 : 6개

신중하게 사용해야 한다.

천부혈	혈성	적응증
태백太白	토	지나치게 마른 사람, 긴장해 있는 사람
상양商陽	금	비인의 관절통
소부少府	화	사실상 잘 쓰지 않는다(위험하다).
족통곡足通谷	수	열로 인해 생긴 피부병, 제반병증, 고혈압
대돈大敦	목	현훈, 수전증 , 이명(중충으로 대신 사용하기도)
지구支溝	화	피부병, 옆구리 통증 (−)

▶ **비인**肥人(토기가 많은 체질) : **관절병**
▶ **수인**瘦人(금기가 많은 체질) : **음허화동의 증상**

⚠ 이부혈二符穴 : 36개

이부혈	혈성	적응증
01. 태연太淵	토, 토, 금	
02. 경거經渠	금, 토, 금	
03. 이간二間	수, 금	목, 화, 토 (슬관절염)
04. 삼간三間	목, 금	
05. 양계陽谿	화, 금	수, 목, 토 (비인의 항강증)
06. 곡지曲池	토, 금	수, 화, 목 (헛구역질, 소화기질환)
07. 여태厲兌	토, 금, 금	약간 습성의 관절통
08. 족삼리足三里	토, 금, 토	
09. 은백隱白	토, 토, 목	수, 화, 금
10. 대도大都	토, 토, 화	수, 목, 금 (수인의 항강증, 설사)
11. 삼음교三陰交	토, 토, 금	목, 화, 수
12. 음릉천陰陵泉	토, 토, 수	목, 화, 금 (수인의 견비통)
13. 소충少衝	화, 화, 목	토, 금, 수 (우울증, 과로로 피곤)
14. 신문神門	화, 화, 토	목, 금, 수
15. 영도靈道	화, 화, 금	수, 목, 토 (비인 항강증, 감모)
16. 소해少海	화, 화, 수	목,금,토 (화병,청심작용, 테니스 엘보, 골퍼 엘보)
17. 전곡前谷	수, 화, 수	
18. 양곡陽谷	수, 화, 화	

이부혈	혈성	적응증
19. 지음至陰	수, 금	목, 화, 토 (비인의 요통)
20. 속골束骨	수, 목	토, 금, 화
21. 곤륜崑崙	수, 화	목, 금, 토 (한요통, 상열하한)
22. 위중委中	수, 토	목, 화, 금 (수인의 요통, 고혈압)
23. 연곡然谷	수, 화, 화	토, 금, 목 (근육통, 타박상)
24. 음곡陰谷	수, 화, 수	토, 금, 목
25. 중충中衝	목, 화, 목	토, 금, 수 (현훈, 진전, 근육긴장)
26. 노궁勞宮	목, 화, 화	토, 금, 수
27. 관충關衝	화, 금	목, 토, 수 (비인의 항강, 오십견)
28. 액문液門	화, 수	
29. 중저中渚	화, 목	토, 금, 수 (견통 + 동작의 제한)
30. 천정天井	화, 토	목, 금, 수
31. 족임읍足臨立	목, 화, 목	토, 금, 수 (담경의 급성 요통, 관절통)
32. 양보陽輔	목, 화, 화	토, 금, 수 (담경의 급성 요통, 관절통)
33. 행간行間	목, 목, 화	토, 금, 수 (현훈, 두통, 진전)
34. 태충太衝	목, 토	화, 금, 수
35. 중봉中封	목, 금	화, 토, 수
36. 곡천曲泉	목, 수	화, 토, 금

활투사암침법

⚠ **삼부혈**三符穴 : 18개

부작용이 적고, 안전하다.

삼부혈	혈성	치료병증
01. 소상少商	토, 금, 목	수, 화 (수화미제, 갱년기증후군)
02. 어제魚際	토, 금, 화	수, 목 (감기, 항강증)
03. 척택尺澤	토, 금, 수	목, 화 (급성통증, 염증에 사용)
04. 내정內庭	토, 금, 수	목, 화 (두통, 급성통증, 소화불량, 오심)
05. 함곡陷谷	토, 금, 목	수, 화
06. 해계解谿	토, 금, 화	수, 목
07. 소택少澤	수, 화, 금	목, 토 (습성의 근육통, 굳어지는 느낌)
08. 후계後谿	수, 화, 목	금, 토
09. 소해小海	수, 화, 토	목, 금
10. 용천湧泉	수, 화, 목	금, 토
11. 태계太谿	수, 화, 토	목, 금
12. 부류復溜	수, 화, 금	목, 토 (습성의 근육통, 비인견비통)
13. 대릉大陵	목, 화, 토	수, 금 (수인항강통, 수인의 풍한감모)
14. 간사間使	목, 화, 금	수, 토 (비인의 한병증)
15. 곡택曲澤	목, 화, 수	토, 금
16. 규음竅陰	목, 화, 금	수, 토
17. 협계俠谿	목, 화, 수	토, 금
18. 양릉천陽陵泉	목, 화, 토	수, 금 (항강증)

금오 김홍경

활 투 사 암 침 법

1판1쇄 인쇄일 2018년 11월 20일
1판1쇄 발행일 2018년 11월 30일

지은이 　금오 김홍경
펴낸이 　류희남
편집 　사암한방의료봉사단, 사암침법학회, 홍경사랑운영진

펴낸곳 　신농백초출판사
출판등록 　1988년 9월21일(제300-1998-134호)
주소 　서울시 종로구 새문안로5가길11, 옥빌딩 801호
전화 　02-735-8160
팩스 　02-735-8161
홈페이지 　aquariuspub.com
이메일 　aquari5@naver.com

ISBN 　978-89-94803-53-1　93510

사암한방의료봉사단 　장기남, 강윤숙, 김연주, 이정환, 정유웅, 정인모, 최지훈, 하영준,
　　　　　　　　　　신우용, 조동현, 나영태, 이채봉, 임재현, 김현진, 김말순, 홍지성
홍경사랑운영진 　송봉근, 정해명

이 도서의 국립중앙도서관 출판예정도서목록(CIP)은 서지정보유통지원시스템 홈페이지
(http://seoji.nl.go.kr)와 국가자료종합목록시스템(http://www.nl.go.kr/kolisnet)에서
이용하실 수 있습니다. (CIP제어번호 : CIP2018037474)